Norbert Treutwein

Mir geht's gut bei jedem Wetter

Norbert Treutwein

Mir geht's gut bei jedem Wetter

**Rat und Hilfe bei Wetterfühligkeit
Magneten, Strahlen und Elektrizität
Neueste wissenschaftliche Erkenntnisse**

Mosaik

Inhalt

Warum

Wetter

fröhlich
oder krank
macht

Geht es Ihnen nicht auch so? An manchen Tagen könnten Sie Bäume ausreißen. Da geht Ihnen die Arbeit so leicht wie nie von der Hand. An anderen Tagen dagegen fühlen Sie sich gedrückt und lustlos, Sie sind niedergeschlagen und können sich nicht richtig auf die Arbeit konzentrieren.

Wetter und Wohlbefinden

Wer sich die Mühe macht, ein Tagebuch über sein Wohlbefinden zu führen und zugleich die Wetterbedingungen des jeweiligen Tages zu notieren, wird eine Gesetzmäßigkeit herausfinden. Die Tage, an denen man sich stark und gut gelaunt fühlt, sind meist sonnig, von einem stabilen Hochdruckgebiet bestimmt. Die anderen, die Tage der Lustlosigkeit und depressiven Stimmung, sind grau, wetterwendisch, regnerisch und trübe.

»Ist doch klar«, sagen alle, die schon einmal etwas von Winterdepression und Lichttherapie gehört haben: »Die Sonne macht's.« Denn wenn die Sonne scheint, fühlen wir uns einfach wohler. Die Welt sieht frischer und farbiger aus. Wenn der Tag grau ist und die Wolken tief hängen, wenn der Sturm pfeift und die Katzen nicht mehr freiwillig aus dem Haus schleichen, ist auch miese Stimmung angesagt.

Da ist sicher etwas dran. Aber die Sonne kann nicht die Ursache für alle Gemütsstimmungen sein. Denn wie kommt es beispielsweise, dass an bestimmten Tagen die Milch besonders schnell sauer wird? Wie kommt es, dass manche Menschen mitten in der Nacht aufwachen und sicher sind, am nächsten Tag werde das Wetter umschlagen? Da sind wir schnell mit unserem Sonnenlatein am Ende.

Neben Hitze, Kälte, Feuchtigkeit und Luftdruck haben elektrische Impulse, Felder und elektrisch geladene Moleküle eine starke Wirkung auf Lebewesen

Wetter und Krankheit

Immerhin gab es erst vor kurzem die Meldung, die auf Erhebungen des Meinungsforschungsinstituts EMNID zurückgeht:

Fast jeder zweite Mensch hat Kopfschmerzen. Frauen sind weitaus stärker betroffen als Männer. 18 Millionen Frauen und elf Millionen Männer leiden darunter – insgesamt fast 30 Millionen Deutsche.
Als häufigste Auslöser werden Wetterumschwung und Stress genannt.

Das gute alte Wetter. Es ist erstaunlich, wofür es herhalten muss. Und das meist sogar zu Recht! Wie oft hört man, dass Personen, denen ein Arm oder ein Bein amputiert werden musste, beim

Herannahen bestimmter Wetterverhältnisse plötzlich Schmerzen
in den verlorenen Gliedmaßen verspüren? Wie viele klagen über
Operationsnarben oder längst verheilte Knochenbrüche, die
plötzlich schmerzen? Und warum passieren an bestimmten Tagen
viel mehr Verkehrsunfälle als an anderen? Was ist der Grund
dafür, dass Millionen Menschen bei bestimmten Wetterlagen
unter Kopfweh stöhnen, dass an gewissen Tagen deutlich mehr
Herzinfarkte und Straftaten registriert werden als an anderen?

Das kann wohl kaum am bloßen Sonnenschein oder am grau ver-
hangenen Himmel liegen. Tatsache ist: Wetter und Klima haben
einen viel stärkeren Einfluss auf das Wohlbefinden des Menschen, als allgemein angenommen wird. Denn bestimmte Wetterlagen gehen sogar mit besonderen seelischen Stimmungen oder
mit handfesten Schmerzen und gesundheitlichen Beschwerden
einher, während bei anderem Wetter das Arbeiten Spaß macht,
das Lernen leicht fällt und keine depressiven Gedanken aufkommen mögen.

Die stummen Botschaften des Wetters

Nur eines war bisher immer weitgehend ungeklärt: Welcher Wetterfaktor es eigentlich ist, der eine solche Gewalt über uns Menschen und über alle Lebewesen auf der Erde hat. Denn zweifelsfrei spüren Tiere noch viel sensibler als Menschen die stummen Botschaften des Wetters.

Bei der Suche nach den auslösenden Faktoren sind bisher die Biometeorologen und Wetterwissenschaftler meist sehr rasch an ihre Grenzen gestoßen. Denn Kopfweh oder Phantomschmerzen einfach mit Temperaturschwankungen oder Luftdruckänderungen zu erklären, ist nicht besonders logisch. Beispielsweise müssten dann auch Personen, die vorübergehend in Kühlhäusern arbeiten, oder alle, die mit dem Aufzug in den 16. Stock eines Hochhauses oder mit der Seilbahn auf einen 2000 Meter hohen Berg fahren, von Schmerzen oder depressiven Stimmungen geplagt werden.

Besondere Verwirrung hat eine Schweizer Untersuchung hervorgerufen, bei der die Wetterbedingungen untersucht wurden, bei denen sich besonders viele Herzinfarkte ereigneten. Am Inselspital in Bern stellten die Mediziner fest, dass beim Annähern einer Warmfront besonders viele Herzinfarktpatienten eingeliefert wurden. In Schaffhausen verzeichnete das Kantonsspital dagegen bei Zufuhr kalter Luft aus dem Norden mehr Herzinfarkte als bei anderen Wetterlagen.

Elektrische Impulse & Co

Die Experten haben ihre Zuflucht in der Annahme gesucht, dass vermutlich immer mehrere Wetterfaktoren zusammenwirken müssen, um seelische Stimmungen zu beeinflussen oder Schmerzzustände hervorzurufen. Mit dieser Annahme liegen sie gar nicht so falsch. Aber es sind nicht nur Hitze, Kälte, Luftfeuchtigkeit und Luftdruck, die auf alle Lebewesen Einfluss nehmen. Nach neuesten Erkenntnissen spielen dabei auch elektrische Impulse, elektromagnetische Felder und elektrisch geladene Moleküle eine entscheidende Rolle. Sie sind teilweise so schwach, dass man sie kaum messen kann – und doch von erstaunlich starker Wirkung.

Sie haben Zugriff auf unsere Seelenlage und rufen Euphorien oder depressive Stimmungen hervor. Sie lassen Wunden schneller heilen oder die Milch sauer werden. Elektromagnetische Impulse bringen es nämlich fertig, das Wachstum von Hefezellen und Bakterien zu beschleunigen. Und wenn die Milch sauer wird, dann liegt das an einem plötzlich angeregten Wachstum bestimmter Milchsäurebakterien.

Dieser Effekt elektromagnetischer Felder wirkt sich übrigens auch in der Produktion bestimmter Industriezweige aus: Hersteller von speziellen Gels oder von Polyamiden für die Kunststoffproduktion haben bei besonderen Wetterbedingungen Schwierigkeiten, nicht nur Ausschuss herzustellen.

Einfluss auf Hormone

Elektrische Impulse und Vorgänge greifen vor allem auch in die Steuerung der Hormonbildung des Menschen ein. Und hauptsächlich auf diesem Vorgang beruhen seelische Hochstimmungen, gehäufte Unfallzahlen, vermehrte Herzinfarkte, Schlaflosigkeit oder Schmerzempfindungen.

Bisher sind die Wissenschaftler, die sich mit dem noch jungen und weitgehend unerforschten Gebiet der Biometeorologie befassen – also mit den Einflüssen des Wetters auf die Gesundheit und das Wohlbefinden des Menschen –, noch sehr zögerlich, die genannten elektrischen Faktoren anzuerkennen. Das ist verständlich, denn ihnen fehlt dafür noch der schlüssige Beweis. Wissenschaftler dürfen eben nicht auf Annahmen oder auf dem bloßen Glauben bauen. Auch wenn ihre Theorien noch so plausibel klingen mögen, sind sie dazu angehalten, Studien durchzuführen, die exakte Hinweise auf solche Effekte liefern.

Aber selbst wenn Studien derartige Anhaltspunkte liefern, ist das dann immer noch so eine Sache. Denn wenn eine Studie Hinweise darauf gibt, dass ein solcher Effekt existiert, ist das noch lange kein schlüssiger Beweis. Und umgekehrt ist eine Studie, die keine Hinweise auf vorhandene Effekte liefert, noch lange kein Beweis dafür, dass ein solcher Effekt nicht existiert.

Wie anfechtbar manchmal konkrete Ergebnisse solcher Studien sein können, soll folgendes Beispiel zeigen: Eine viel beachtete Studie der Max-Planck-Gesellschaft hat in den siebziger Jahren den Tag-Nacht-Rhythmus des Menschen untersucht. Zu diesem Zweck wurden Studenten als Testpersonen in unterirdische Bunker gebracht, in denen sie, fern von jeglichem Sonnenstrahl und Tageslicht, eine ganze Reihe von Tagen verbrachten. Nach einiger Zeit entwickelten die Testpersonen in einem bestimmten Raum des Bunkers einen Tagesrhythmus, der nicht mehr 24, sondern 25 bis 26 Stunden betrug. In anderen Räumen des Bunkers behielten die Testpersonen ihren gewohnten 24-Stunden-Rhythmus bei.

Aber wie kam das?

Es war seinerzeit schon bekannt, dass das Tageslicht ein wichtiger Taktgeber für den biologischen Rhythmus ist, weil es die Bildung des Hormons Melatonin durch die Zirbeldrüse im Gehirn steuert (die Ausschüttung des Melatonins in der Nacht sorgt für einen gesunden Schlaf). Sicherlich spielt die Melatoninproduktion ihre Rolle beim Tagesrhythmus. Aber das Geheimnis dieser Studie war: Der Raum, in dem der 26-Stunden-Rhythmus sich entwickelte, war gegen das natürliche Erdmagnetfeld komplett abgeschirmt. Und das Fehlen des Magnetfeldes, das wegen des Einflusses der Sonne einer natürlichen Schwankung zwischen Tag und Nacht unterliegt, hatte die eigentliche Veränderung des Tagesrhythmus von 24 auf 26 Stunden bewirkt. Das ließ sich auch in späteren Versuchen klar beweisen. Denn unter dem Einfluss sehr schwacher, elektrischer Felder war der Tagesrhythmus bei Testpersonen in abgeschirmten Räumen deutlich veränderbar.

Es gibt inzwischen eine Reihe von Wissenschaftlern, die felsenfest von den Wirkungen der atmosphärischen Elektrizität auf den Menschen überzeugt sind. Sie haben glaubhafte Berichte über die Wirkung von atmosphärischen elektrischen Impulsen, von schwachen elektrischen und magnetischen Feldern sowie von positiv oder negativ geladenen Ionen in der Luft geliefert.

Blitz und saurer Regen

Doch löst ein elektrischer Impuls, den ein Blitz bei einem Gewitter verursacht, wirklich eine bestimmte gesundheitliche Reaktion aus? Immerhin wird der Blitz meist begleitet von Regengüssen, von Luftdruckveränderungen, von Wind und Temperaturschwankungen. Womöglich werden wir niemals den sicheren Beweis erhalten, dass Blitze in ungeahnter Weise in unser Leben eingreifen, es sei denn, sie treffen uns direkt. So müssen wir mit der Erkenntnis leben: Es sind stets mehrere Faktoren, die zusammenwirken, um die Wetterempfindlichkeit des Menschen auszulösen. Es kann aber beispielsweise nicht bestritten werden, dass Blitze den sauren Regen in besonderer Weise verschärfen. Messungen

> Blitze können den sauren Regen verschärfen. Und sie greifen in erstaunlicher Weise auch ins menschliche Leben ein

haben ergeben: Innerhalb von 90 Sekunden, also in eineinhalb Minuten, verstärkte sich der Säuregrad des Regens während eines von Blitzen durchtobten Gewitters vom pH-Wert 4,05 auf 3,63. (Der pH-Wert, mit dem Säuren und Basen gemessen werden, liegt bei 7 am Neutralpunkt; über 7 sind die Werte basisch. Alle Werte darunter zeigen Säuren an; je niedriger der Wert, desto höher ist der Säuregrad.)

Des Rätsels Lösung: Durch die Blitze werden elektrisch geladene Atome und Moleküle, genannt Ionen, erzeugt. Es entstehen Sauerstoffionen, Stickstoff- und Wasserstoffionen. Dadurch werden wiederum chemische Reaktionen angestoßen, bei denen sich mehr Schwefeldioxid und mehr Stickoxide bilden. Beide Stoffe, im Regenwasser des Gewitters gelöst, ergeben im Endeffekt Säuren: Schwefelsäure und Salpetersäure.

Einem Blitz, der in der Lage ist, unserer Natur eine besonders schädliche Säuredusche zu bescheren, sollte man auch erhebliche Einflüsse auf unsere Gesundheit zutrauen.

Magnetfelder können heilen

Magnetfelder rufen im Gehirn Veränderungen hervor. Das macht sich die Medizin bei depressiven Patienten zunutze

Der bisher immer umstrittene Einfluss elektromagnetischer Felder auf die Gesundheit zeigte erst vor ganz kurzer Zeit staunenswerte Ergebnisse. Am Institut für Molekulare Virologie der Gesellschaft für Strahlenforschung in Neuherberg bei München wurden Magnetfelder verwendet, um das Knochenwachstum des Menschen anzuregen. Unter dem Einfluss niederfrequenter elektromagnetischer Felder produzierten die Knochen bildenden Zellen bis zu fünfmal mehr Knocheneiweiß, genannt Kollagen, das vor allem bei Knochenbrüchen oder beim Einsetzen von Prothesen in großen Mengen für den Heilungsprozess benötigt wird.

In Bern haben Mediziner der Psychiatrischen Universitätsklinik Magnetfelder auch in der Behandlung von Depressionen erprobt, und das mit erstaunlichen Ergebnissen. Mit Hilfe relativ starker Magnetfelder werden dabei im Gehirn Ströme erzeugt, die bestimmte Gehirnaktivitäten verändern. Bei depressiven Patienten verbesserte sich unter dieser Behandlung die Stimmung deutlich. Der Effekt hält für Tage, manchmal sogar für Wochen an. In manchen Fällen ist danach die Depression sogar komplett verschwunden. Kein Wunder, dass die Berner Psychiater von der größten Revolution seit der Entdeckung der Antidepressiva reden.

Und es liegt wohl auf der Hand, dass Magnetfelder, die Knochenbrüche und Depressionen heilen können, auch noch einige andere Einflüsse auf die Gesundheit und das Wohlbefinden von Mensch und Tier nehmen können.

40 Millionen Deutsche leiden

Die Deutschen sind seit jeher ein besonders vom Wetter geplagtes Volk. In keinem Land der Welt wurde und wird Wetterfühligkeit so ernst genommen wie in der Bundesrepublik. Immerhin leidet nach Schätzungen der Experten die Hälfte der Deutschen unter irgendeiner Form von Wetterfühligkeit oder Wetterreaktivität. Und das sind rund 40 Millionen Menschen.

Neuerdings haben auch die Amerikaner das Wetter als Einflussfaktor auf die Gesundheit entdeckt. Eine Gruppe von Medizinern, die aber von den Schulmedizinern früher nicht so recht für voll genommen wurden, forscht in den USA bereits seit den fünfziger Jahren nach den Ursachen der Wetterfühligkeit.

Das Lexikon ist übrigens nicht ganz so reserviert wie viele Schulmediziner, es nimmt die Wetterfühligkeit durchaus ernst. Und weil wir für alles, was uns Beschwerden macht, eine Definition brauchen, legt Meyers Großes Taschenlexikon die Wetterfühligkeit als »Meteorotropismus« beziehungsweise »Zyklonose« in folgender Weise fest:

Gewitterfronten werfen ihre elektrischen Schatten voraus. Empfindliche Menschen leiden oft schon zwei Tage vor dem Eintreffen des schlechten Wetters darunter

»Wetterfühligkeit ist eine durch den Einfluss des Wettergeschehens bedingte Beeinträchtigung des Wohlbefindens und des Gesundheitszustandes des Menschen. Zu den bewirkenden Wetterfaktoren gehören vor allem solche, die den Wärmehaushalt und die Flüssigkeitsbilanz des Organismus beeinflussen; auch Luftdruck und Aerosole (Smog) zählen dazu. Besonders starke biotrope Wirkungen gehen von den instabilen Wetterfronten des zyklonalen Wetters mit seinen raschen Schwankungen der thermischen Bedingungen aus; sie beeinflussen neben dem Wärmehaushalt u.a. Schlaf, Reaktionszeit und Konzentrationsfähigkeit. Manche durch Wetterfühligkeit begünstigte Krankheiten können bei entsprechender Disposition unter Umständen schon vor dem fassbaren Wetterumsturz manifest werden.«

Aber kein Wort davon, auf welche Weise sich die instabilen Wetterfronten auswirken. Ist es der Luftdruck? Ahnen Wetterfühlige den Temperatursturz voraus? Und wenn ja, warum?
Fest steht, dass aufziehende Gewitterfronten sozusagen ihren elektrischen Schatten vorauswerfen. Die durch Blitze entstehenden elektrischen Impulse werden mit Lichtgeschwindigkeit, also mit einer Geschwindigkeit von etwa 300.000 Kilometern pro Sekunde, über Entfernungen von mehr als 1000 Kilometern hinweg verbreitet. Diese Impulse sind wirklich sehr schwach. Nachgewiesen ist aber, dass empfindliche Menschen dennoch diese elektrischen Impulse wahrnehmen, die von den Experten »Sferics« genannt werden (das ist eine Abkürzung des englischen Begriffs »Atmospherics«). Und die Verbreitung über solch weite Strecken innerhalb eines Bruchteils einer Sekunde erklärt auch, weshalb die besonders sensiblen Menschen bevorstehende Änderungen des Wetters bereits viele Stunden oder Tage vor dem eigentlichen Umschwung der Temperatur oder der Luftfeuchtigkeit spüren.

Wetterfühligkeit:
Eine Schwachstelle im Organismus

Wetterfühligkeit gilt landläufig nicht als eigenständige Krankheit, sondern vielmehr als eine Überempfindlichkeit des Organismus gegenüber bestimmten Reizen, die bei besonderen Wetterlagen auftreten. Das hat weniger zu tun mit übersinnlichen Begabungen wie Hellsehen oder Ähnlichem, sondern es handelt sich nach dem Verständnis der Wissenschaft eigentlich um eine körperliche Schwäche, um einen Mangel an Anpassungsfähigkeit den Änderungen des Wetters gegenüber.

Denn eines steht fest: Die stärksten Empfindungen lösen grundsätzlich Wetterwechsel aus. Bei dem einen Menschen ist es der Übergang von regnerischem Wetter zu einem stabilen Hoch, der Kopfschmerz oder Migräne auslöst; der nächste leidet unter Schmerzen und depressiver Stimmung, wenn das tagelange Schönwetter einem regnerischen Tief Platz macht. Es kommt jeweils auf die Schwachstellen im Organismus an.

Weil es unterschiedlich starke Reaktionen auf das Wetter gibt, haben die Biometeorologen auch gleich ein Ordnungssystem aufgestellt, wonach es drei verschiedene Formen von Wetterreaktion gibt:

Wetterreaktion

Darunter wird ein Wechsel der Stimmung und des Wohlbefindens verstanden, der aber nicht von Schmerzempfindungen oder starkem Leidensdruck begleitet ist.

Biometeorologen haben diese Form der Wetterempfindlichkeit einmal als einen uralten Schutzreflex definiert – als eine Art erworbenes Frühwarnsystem für Vier- und Zweibeiner, damit sie sich rechtzeitig auf veränderliche Witterungsbedingungen einstellen können.

Möglicherweise war es die spezifische Lustlosigkeit, die viele Personen bei bestimmten Wetterlagen empfinden, die eine Ruhepause nahe legte und davor schützen sollte, beispielsweise einen Unfall als Folge auftretender Konzentrationsschwäche zu erleiden.

Bei meinem achtjährigen Kater ist dieses Frühwarnsystem offenbar noch voll intakt. Er braucht morgens erst gar nicht aufzustehen und zum Fenster hinauszuschauen, um nach dem Wetter zu sehen. Wenn es besonders kalt, nass und unwirtlich ist, verlässt er erst gar nicht sein warmes Deckenlager, in das er sich wie ein Höhlenbär vergräbt.

Wetterfühligkeit

Sie liegt vor, wenn Menschen die anstehende Wetteränderung in Form von körperlichen Beschwerden empfinden. Das kann von starkem Unwohlsein über Kopfschmerzen, Migräne und Schlafstörungen bis hin zu Herzrasen oder stark erhöhtem Blutdruck reichen.

Wetterempfindlichkeit

Sie ist die dritte, die folgenschwerste Stufe der möglichen körperlichen Reaktionen auf das Wetter. Betroffene entwickeln krankhafte Symptome bei bestimmten Wettereinflüssen. Beispielsweise verursachen frühere Verletzungen, Operationsnarben, verheilte Knochenbrüche oder Amputationen heftige Schmerzen. Bei chronischen Atemwegserkrankungen können schwere Asthmaanfälle, bei fortgeschrittenen Herz-Kreislauf-Erkrankungen Herzinfarkte auftreten.

Es mag durchaus sein, dass die Empfindlichkeit für Wettervorgänge früher einmal die Rolle eines Frühwarnsystems gespielt hat. Jedoch ist das Ausmaß der Beschwerden, die heutzutage bei vielen Menschen durch Wetterveränderungen ausgelöst werden, keine normale Reaktion mehr, sondern eine krankhafte. Und sie ist sozusagen hausgemacht: Denn ähnlich wie das menschliche Immunsystem ohne regelmäßiges Training dazu neigt, verrückt zu spielen und harmlose Blütenpollen als vermeintliche Krankheitserreger zu attackieren – ein Vorgang, der Millionen von Menschen als Allergie bekannt ist –, so entwickelt auch der ungeschulte Organismus vieler Menschen eine Überreaktion auf das Wetter. Weil ihnen nämlich in unserer Welt des Bewegungsmangels und körperlichen Übergewichts, in unserem Lebensraum der zentralgeheizten Räume, der klimatisierten Kaufhäuser und Büros, der wohl temperierten Autos, Züge und Omnibusse das wichtige Anpassungstraining fehlt.

Wer sich dagegen regelmäßig der Witterung und der frischen Luft aussetzt, wer seinen Körper durch Sport fordert, ihn durch Temperaturreize in der Sauna und im anschließenden kalten Tauchbad trainiert, wird kaum unter witterungsbedingten Gesundheitsbeschwerden leiden.

Tatsache ist, dass Menschen mit chronischen Grundkrankheiten, beispielsweise mit schweren Allergien wie Asthma, mit Rheuma oder mit Herz-Kreislauf-Erkrankungen, am anfälligsten für Wetterfühligkeits-Beschwerden sind.

Demnach ist das Heil bei Wetterfühligkeit auch nicht bei Schmerztabletten oder Kreislaufmedikamenten, nicht bei Antihistaminika oder Asthmamitteln zu suchen, sondern in einer aktiven, naturverbundenen Lebens- und Ernährungsweise.

Damit mag es sogar vielen gelingen, sich auf Dauer von ihrem Leiden zu verabschieden.

Wetterfühligkeit ist sozusagen hausgemacht. Wer seinen Körper nicht entsprechend trainiert, reagiert krankhaft auf negative Witterungseinflüsse

Wie

Elektrizität

das Leben

beeinflusst

Wie ist eigentlich das Leben entstanden? Was gab den Ausschlag, dass sich aus toter Materie Zellen formten, sich vervielfältigten und daraus Lebewesen wurden?

Wie das
Leben entstand

Es gibt darüber Dutzende von Theorien. Und in vielen von ihnen spielt Elektrizität eine Schlüsselrolle. Nicht nur in der erfundenen Werkstatt des Gruselhelden Dr. Frankenstein, der mit Hilfe der Urgewalt von Blitzen sein aus Leichenteilen zusammengenähtes Monster zum Leben erweckte. Auch der Sciencefiction-Autor Hans Dominik schilderte vor fünfzig Jahren eine Szene, in der Hochspannung den entscheidenden Impuls dafür liefert, eine schleimartige Substanz plötzlich mit Leben zu erfüllen.

So weit hergeholt ist das offenbar gar nicht. Denn elektrisch geladene Teilchen scheinen die rasche Vermehrung von Erbinformationen, wie sie bei der Entstehung von Zellen erforderlich ist, möglich gemacht zu haben. Forscher der Ruhr-Universität Bochum haben erst kürzlich die bisherige Annahme der Biologen ad acta gelegt, wonach das Leben entstand, indem natürlicherweise vorkommende Chemikalien zufällig miteinander reagiert und auf diese Weise Nukleinsäuren gebildet hätten. Nukleinsäuren sind die Grundbausteine des Lebens. Sie bestehen aus einer Nukleinsäurebase (basischer Stickstoff), einem Monosaccharid (also Zucker) und einem Phosphorsäurerest, der mit einem Kohlenstoffatom verbunden ist.

Der Zufall hätte es möglicherweise schon irgendwann vermocht, dass auf diese Weise unsere Gen-Datenträger DNS (Desoxyribo-Nukleinsäure) oder RNS (Ribo-Nukleinsäure) entstanden wären. Aber schon eine einzige Zelle besteht aus vielen solcher Nukleinsäuren. Und ein Lebewesen besteht wiederum aus sehr vielen derartigen Zellen. Es hätte schon einer geballten Bildung von Nukleinsäuren bedurft, um auch nur ein niedriges Lebewesen zu formen.

Allerdings meinen die Bochumer Wissenschaftler, mit Hilfe elektrisch geladener Ionen auf entsprechendem mineralischem Untergrund wäre es schon eher denkbar, dass der Bauplan einer DNS sozusagen in Kettenreaktion am laufenden Band vervielfältigt wurde, damit so ein erstes Lebewesen entstehen konnte.

Auch dies ist natürlich nur eine bloße Theorie, aber eine sehr interessante. Denn elektrische Ladungen und die Elektrizität überhaupt spielen eine enorme Rolle in der Biologie. Jeder

Gedanke, den wir fassen, jede Muskelbewegung, die wir vollbringen, beruht auf bioelektrischen Vorgängen im Körper.

Elektrizität steuert unser ganzes Leben. Jeder Gedanke, jede Muskelbewegung beruht auf bioelektrischen Vorgängen im Körper

Zellen und Ionenkanäle

Auch die Versorgung unserer Zellen mit lebenswichtigen Mineralstoffen verdanken wir dem Transport von Ionen. Jede Zelle besitzt nämlich so genannte Ionenkanäle; das sind winzige Pforten, durch die nur Stoffe gelangen können, wenn sie als Ausweis eine bestimmte elektrische Ladung mitbringen. So gelangen lebenswichtige Stoffe in die Zelle: Kalzium, das für die Reizleitung der Nerven benötigt wird, Phosphate, die für die Energiegewinnung gebraucht werden, Kalium, das für den Wasserhaushalt der Zelle unentbehrlich ist.

Ja selbst das Riechen, Sehen und Schmecken funktioniert ausschließlich über elektrische Reize. Es ist ähnlich wie beim Telefonieren, indem Sprachsignale in elektrische Impulse umgewandelt, in weite Ferne transportiert und dort wieder hörbar gemacht werden. Duftstoffe oder Lichtreize werden im Rahmen eines komplizierten Schneeballsystems von Reaktionen zuerst in biochemische, im weiteren Verlauf dann mit Hilfe von Enzymen und Botenstoffen in elektrische Signale umgewandelt. Jülicher Wissenschaftler entdeckten, dass bestimmte Konzentrationen der Signalstoffe die Ionenkanäle in den Sinneszellen öffnen, indem eine Art elektrischer Spannung aufgebaut wird.

Strom als Lotse

Die Elektrizität ist auch entscheidend mit im Spiel, wenn Kinder gezeugt werden. Seit längerem ist bereits bekannt, dass weibliche Eizellen einen Duftstoff absondern, um damit den männlichen Samenzellen den Weg ins Paradies zu weisen. Aber es war bisher ungeklärt, wie Samenzellen es fertig bringen, diesen Wegweiserduft zu riechen. Jülicher Wissenschaftler haben das Geheimnis geklärt: Samenzellen besitzen zwar keine Nase, aber einen Ionenkanal, durch den die Signalstoffe der Eizelle ins Innere gelangen.

Männliche Samenzellen haben ein elektrisches Gespür für weibliche Eizellen. Manche Männer sind unfruchtbar, weil dieser Riecher bei ihren Spermien nicht funktioniert

Auf diese Weise kann die Samenzelle reagieren, indem sie sich verstärkt in Richtung des Lockstoffes bewegt. Samenzellen, die wegen eines Gendefektes keinen derartigen Ionenkanal besitzen, sind sozusagen blind und orientierungslos – sie gelangen höchstens durch puren Zufall zur Eizelle. In dieser Erkenntnis liegt übrigens ein möglicher neuer Ansatz für die Erklärung mancher scheinbar unerklärlicher Unfruchtbarkeit bei Männern.

Strom öffnet Zellen

Elektrische Impulse können die Haustür der menschlichen Zellen öffnen. Auf diese Weise lassen sich Medikamente einschleusen und Krebs oder Aids bekämpfen

Und weil die Elektrizität eine so große Macht über die Lebewesen besitzt, hat die Medizin längst damit begonnen, den elektrischen Öffnungs- und Verschlussmechanismus der menschlichen Zellen auch für die Anwendung von Medikamenten zu nutzen. Mit Hilfe von elektrischen Impulsen lassen sich nämlich die Ionenkanäle künstlich öffnen. Dieses Verfahren wird »Elektroporation« genannt. Mit ihrer Hilfe können Medikamente ins Innere der Zellen geschleust werden. Denn wenn Chemotherapeutika in Tumore gespritzt und anschließend die Ionenkanäle durch elektrischen Einfluss geöffnet werden, kann das Medikament in die Tumorzellen gelangen und sie abtöten. Auf ähnliche Weise hofft man, auch bald die HI-Viren, also die Erreger der Immunschwäche Aids, unschädlich machen zu können. Ist es nach all dem wohl ein Wunder, wenn der Mensch auch durch elektrische Vorgänge in der Atmosphäre gereizt, belastet oder zu Hochgefühlen angeregt werden kann?

Wenn das Wetter krank macht

Im Laufe der Menschheitsentwicklung – für die wir ungefähr 50.000 Jahre Zeit hatten – passte sich der Homo sapiens ausgezeichnet an seine Umwelt an. Er richtete sich auf seinen zwei Beinen auf und lernte seinen Verstand zu benutzen. Und er hat es geschafft, sich an die Temperaturunterschiede, an Hochdruck und Tiefs, an Schnee und Eis und an die elektrischen Vorgänge in der Atmosphäre anzupassen. Ja, er braucht sogar diese Abwechslung, um gesund zu bleiben.

Wenn er heute unter Witterungseinflüssen leidet, dann liegt das einzig und allein an seiner nachlassenden Anpassungsfähigkeit. Man nennt das gern auch »Zivilisation«. Die Kühe auf der Weide haben damit kein Problem. Wenn es regnet, legen sie sich einfach ins Gras und käuen wieder, bis es aufhört. Ein Tier wie etwa meine Katze, die immer nur im Haus gehalten, mit Fertigfutter versorgt und von der Zentralheizung gewärmt wird, fängt dagegen sofort das Niesen an, wenn sie nach der Winterpause für ein paar Stunden in den Garten darf, wo es für einen Stubentiger eigentlich noch viel zu feucht und zu kühl ist. Das Training, das die Temperaturunterschiede und die Feuchtigkeit dem Körper bieten, ist aber nur die eine Sache. Die andere ist die schon erwähnte Signalwirkung von Wetterbedingungen, also das Gespür für einen bevorstehenden Wetterumschwung.

Hierbei spielt vermutlich der sich bereits ändernde Luftdruck, weniger die Temperatur, auf jeden Fall aber die Elektrizität eine ganz wichtige Rolle. Denn elektrische Impulse werden schneller transportiert als jede Luftdruck- oder Temperaturänderung. Ausgelöst wird dieses Empfinden immer durch Vorgänge, die eine Abweichung vom Normalzustand des Wetters bedeuten. Wir spüren also nicht, dass es wärmer oder kälter wird, sondern vielmehr die anstehende Änderung des Wetters.

Hinweise dafür ergeben sich aus allen Daten, die Biometeorologen bisher zusammengetragen haben: Es sind stets die Abweichungen von der Norm, die auf das Befinden und die Gesundheit des Menschen einen deutlichen Einfluss nehmen. Das hat natürlich nicht allein mit der Elektrizität, sondern auch mit den klassischen Wetterfaktoren wie Luftdruckunterschieden und mit einer verstärkten beziehungsweise stark verringerten ultravioletten (UV-) Strahlung zu tun. Das elektrische Signal wirkt eher wie ein Telefonanruf, der die Ankunft eines geliebten oder ungeliebten Gastes ankündigt. Und mancher hat schon erfahren, dass ein solcher Anruf ihn in Hochstimmung oder in Depressionen versetzen kann.

Witterung und Todesfälle

Da die Anpassung des Menschen an bestimmte Wetterabläufe und Klimabedingungen nicht mehr so wie beim Ur- und Naturmenschen funktioniert, versagt die Trainingswirkung der sich stets verändernden Witterung. Die eigentlich gesundheitsfördernde Wirkung schlägt ins Gegenteil um: Ist es mal kälter oder heißer, mal trockener oder schwüler als üblich, steigen oder sinken deutlich die Erkrankungsraten und die Zahl der Todesfälle als Folge bestimmter Erkrankungen.

So gibt es Todesursachen, die sich ganz deutlich nach den Jahreszeiten richten. Es gibt solche, die mit kurzzeitigen Wetterlagen zu tun haben, und solche, die von der Witterung überhaupt nicht abhängig sind. Beispielsweise lassen sich bei der Entstehung von Krebserkrankungen über das Jahr hinweg überhaupt keine Häufungen in bestimmten Monaten feststellen. Dagegen finden sich für Todesfälle durch Erkrankungen des Herz-Kreislauf-Systems, also für Herzinfarkt, Schlaganfall und Herzversagen, aber auch für Erkrankungen des Atmungssystems, für Folgeerkrankungen von Infektionen wie etwa Grippe oder Bronchitis und für Magen-Darm-Erkrankungen sehr deutliche jahreszeitliche Kurven.

Die Gipfelpunkte liegen in der kalten Jahreszeit, die Tiefpunkte in den warmen Sommermonaten wie Juli, August und September. Für Menschen, die wie wir in den gemäßigten Breiten leben, sind nach der Statistik alle Jahre gesundheitlich besonders günstig, in denen die Sommer nicht allzu heiß, aber auch nicht allzu nass ausfallen. Die Abende müssen möglichst kühl sein. Denn schwülwarme Sommerluft, die auch bis in die späten Abendstunden anhält, erhöht die Sterblichkeit drastisch, wie Untersuchungen in Amerika ergeben haben – und wie auch die Erfahrungen in Deutschland zeigen. Ein kühler Hochsommer dagegen bewirkt vergleichsweise niedrige Sterbeziffern. Regenzeiten verträgt der Mensch in unserem Lebensraum am besten in den Monaten, in denen die Natur ihre Kraft für das Wachstum sammelt, also in den Frühjahrsmonaten Februar und März. Ein durchgängig nasser Sommer ist dagegen ebenso gesundheitsschädlich wie zu heiße, schwüle Sommerwochen.

Der Tod richtet sich gern nach dem Wetter. Wenn es bei bedecktem Himmel warm ist, sterben besonders viele Menschen

Aussichten auf das Treibhausklima

Für Menschen mit ohnehin angegriffener Gesundheit ist ein feuchtkalter, nebliger November das reinste Sterbewetter. Insgesamt fühlt sich der Mensch bei Sonnenschein, mäßiger Wärme und geringer Luftfeuchtigkeit am wohlsten. Woran das unter anderem liegt, wird noch ausführlich dargestellt. Wenn dagegen erhöhte Temperaturen bei bedecktem Himmel herrschen, steigen die Sterbeziffern ganz deutlich an. Das sind übrigens auch die Aussichten für die Zukunft, in der wir ein Treibhausklima erwarten, wie es die Experten als Folge des Treibhauseffektes für dieses Jahrhundert angekündigt haben. Denn die globale Temperaturerhöhung wird in der nördlichen Hemisphäre nicht mit Sonnenschein, Dattelpalmen und fröhlichem Strandleben an Nord- und Ostsee einhergehen, sondern vielmehr mit einer schwülwarmen Waschküche und Trommelregen unter ständig verhangenem Himmel.

Unterschied zwischen Klima und Wetter

Viele Erkrankungen stehen mit dem Klima und dem Wetter in einem auffälligen Zusammenhang. Dabei sind Klima und Wetter zwei verschiedene Begriffe, obwohl es fließende Grenzen gibt.

Unter **Klima** wird der übliche Wetterablauf während des ganzen Jahres in einer bestimmten, begrenzten Region verstanden. Klima umfasst also die durchschnittlichen Temperaturen, Niederschläge und Sonnenstunden während eines längeren Zeitraums wie etwa der Sommer- oder Wintermonate.

Unter dem **Wetter** verstehen wir dagegen die Tagesform des Klimas, die besonderen Ereignisse, die sich aus Temperatur, Niederschlag, Sonnenschein und Wolkenbildung ergeben.

Die Statistik zeigt eindeutig, dass über viele Jahre hinweg die meisten Krankschreibungen klimaabhängig in den Monaten Januar bis März registriert werden. Von April an sind die Krankmeldungen wieder rückläufig, und zwar bis Ende September. Von Oktober an steigen die Erkrankungsziffern wieder, um Ende Januar den absoluten Jahresgipfel zu erreichen.

Für diese Tatsachen gibt es eine Reihe von bekannten und plausiblen Gründen, aber einiges daran ist nach wie vor nur schwer erklärbar. Zum Beispiel gibt es bisher noch keine vernünftige Erklärung dafür, weshalb die Selbstmordzahlen im März, April und Mai regelmäßig einen Gipfel bilden, um im Juli, August und September weit unter den Durchschnitt abzufallen. Und die Witterungsbedingungen wie Schnee, Glatteis oder Nässe halten auch nur zum Teil als Ursache dafür her, dass etwa die Zahl der Verkehrsunfälle zwischen März und Juli dramatisch zurückgeht, um sich im August (Urlaub oder Hitzekoller?) deutlich zu erhöhen und im Monat November, der im Normalfall weit weniger Schnee und Glatteis bringt als der Januar und der Februar, den absoluten Gipfel zu erreichen. Da spielen mit Sicherheit auch Witterungsfaktoren eine Rolle, die sich in erster Linie auf die Aufmerksamkeit und Konzentrationsfähigkeit der Verkehrsteilnehmer auswirken.

Was den Winter so gefährlich macht

Natürlich liegt es nahe, dass in feuchtkalten, sonnenarmen Winterwochen die Krankheitserreger ein ideales Klima finden, um sich zu vermehren und über die Menschen herzufallen. Zumal die Immunabwehr der bei Kälte und Nässe schlecht durchbluteten Haut oder Schleimhaut des Menschen nur noch sehr mangelhaft funktioniert.
Da haben die Erreger ein leichtes Spiel. Das fehlende Sonnenlicht wirkt sich fördernd auf ihr Wachstum und zugleich schwächend auf das Abwehrsystem des Menschen aus. Zudem leiden viele Personen bei fehlender Sonnenbestrahlung im Winter unter Vitamin-D-Mangel, was wiederum zu erhöhtem Blutdruck und zu einer verstärkten Anfälligkeit für Herzinfarkte führen kann. Schließlich ist der Winter aufgrund seiner Inversionswetterlagen, bei denen bewegungsarme Kaltluft am Boden zu erhöhten Schadstoffkonzentrationen führt, eine beliebte Erkrankungszeit. Wenn

während solcher so genannter Wintersmog-Perioden die Luftverschmutzung drastisch ansteigt, sterben mehr Menschen als
sonst. Und zwar nicht nur an Atemwegserkrankungen, sondern
vor allem auch an Herz- und Kreislaufproblemen. Denn durch die
Belastung mit Luftschadstoffen wie Schwefeldioxid, Stickoxiden
und Ozon entstehen Entzündungen im Bereich der Lunge, die
gleichzeitig eine Steigerung der Blutgerinnung im ganzen Organismus bewirken. Das Blut der Menschen wird als Folge dickflüs-
siger, und das Risiko für Blutgerinnsel steigt, die zu lebensbe-
drohlichen Gefäßverschlüssen führen – wie beim Herzinfarkt,
bei der Lungenembolie oder bei der häufigsten Form von Schlaganfällen.

Luftverschmutzung macht das Atmen schwer

Eine Untersuchung im ostsächsischen Zittau hat gezeigt, dass
Temperatur und Wetter, vor allem aber auch die Belastung der
Luft mit winzigen Schadstoffpartikeln einen direkten oder indirek-
ten Einfluss auf Gesundheit und seelische Befindlichkeit der Menschen haben. Beobachtet wurde ein Wohngebiet mit rund 1000
Wohnungen während der ersten winterlichen Hochdruckwetterla-
gen, die mit Inversionen und erhöhter Luftverschmutzung einher-
gingen. Während der Untersuchung trat denn auch eine Smog-
situation auf, die deutlich über der Smogalarmgrenze lag, auch
wenn versehentlich kein Alarm ausgelöst wurde. Die Betroffenen
erfuhren erst hinterher davon. Dies ermöglichte eine unbeein-
flusste Beobachtung der menschlichen Reaktion auf die besondere Wetterlage.
Der Anstieg von Luftschadstoffen wie Schwefeldioxid, Kohlen-
monoxid, Stickoxiden und Ozon hatte eine unverkennbare Reaktion hervorgerufen: Kurzatmigkeit, Husten, Schleimhautprobleme
in der Nase, Kopfschmerzen. Da die Luftbelastung auch subjektiv
als solche empfunden wurde, ergaben sich sowohl direkte als
auch indirekte Stresswirkungen, die das seelische Befinden der
Betroffenen deutlich negativ beeinflussten.

Ausschlaggebend waren in erster Linie die Luftschadstoffe; lediglich in Verbindung mit dem Aufziehen einer Kaltfront war eine deutliche Verstärkung der Kurzatmigkeit festzustellen.

Dieses Ergebnis ist besonders interessant im Hinblick auf die Ionentheorie. Denn die winzigen Schadstoffpartikel, die so massive Wirkungen auf die Gesundheit zeigen, haben eine Wechselwirkung mit den Kleinionen, die – ähnlich wie die Schadstoffe – ungehindert in die Atemwege eindringen und den Organismus über Lunge und Blutbahn beeinflussen können (von diesen Kleinionen wird noch ausführlicher die Rede sein).

Erst vor kurzem hat eine amerikanische Studie nachgewiesen, dass Luftschadstoffe wie Ozon, Schwefeldioxid und Stickoxide in der Lage sind, Lungenkrebs auszulösen. Und zwar ganz entgegen der bisherigen Meinung der Experten, die nämlich immer glaubten, es bedürfe dazu mindestens eines weiteren starken Risikofaktors wie etwa das Zigarettenrauchen oder den Umgang mit Asbest.

Dies belegt eine Studie, die mit den Mitgliedern der »Siebten-Tags-Adventisten« durchgeführt wurde. Eine Glaubensgemeinschaft in Kalifornien, bei der ein striktes Rauchverbot gilt und auch ansonsten ein gesundes Leben geführt wird. Dennoch kam es zu Krebserkrankungen. Über 25 Jahre hinweg wurden mehr als 6000 Personen beobachtet. Und die Ärzte kamen zu dem Ergebnis, dass die auftretenden Fälle von Lungenkrebs zweifelsfrei in Zusammenhang standen mit den Luftschadstoffen, die kleiner sind als ein Hundertstelmillimeter, wozu die genannten Luftschadstoffe Ozon, Stickoxide und Schwefeldioxid zählen. Männer, die mehr Zeit im Freien verbracht hatten als die untersuchten Frauen, entwickelten häufiger Lungenkrebs.

Das wird den Verantwortlichen in Medizin und Politik noch zu denken geben müssen, denn die Schadstoffbelastung der Luft war bisher in den Augen vieler eigentlich mehr ein Kavaliersdelikt. Dass sie sich zunehmend als handfeste Todesursache erweist, darf wohl kaum ohne Folgen bleiben.

Selbst Nichtraucher bekommen häufiger Lungenkrebs, wenn sie länger und öfter als andere Menschen den Schadstoffen der Luft ausgesetzt sind

Temperatursturz bewirkt Herzinfarkt

Ein weiteres, ähnliches Rätsel gibt die Sterblichkeit von Menschen auf, die in wohl temperierten Gegenden leben. Was jedoch nicht so ohne weiteres erklärt werden kann, ist der Anstieg der Todesfälle durch Herzinfarkt in der Zeit des Jahreswechsels, also in den Monaten Dezember und Januar. Dieses Phänomen wird nämlich nicht nur in den kalten Regionen beobachtet (es gibt einen nachgewiesenen Zusammenhang zwischen niedriger Temperatur und vermehrten Herz-Kreislauf-Ereignissen); der Anstieg der Herzinfarkt-Zahlen wird auch im frühlingshaft warmen Klima Kaliforniens während der Wintermonate registriert.

Liegt es einfach daran, dass im Vergleich zu den Sommertemperaturen die Quecksilbersäule auch im milden kalifornischen Winter erheblich fällt? Bei einer Studie in Frankreich wurde festgestellt, dass schon ein Temperaturabfall um 10° Celsius das Herzinfarkt-Risiko um rund 13 Prozent ansteigen lässt. Aber gilt das auch, wenn die Tagestemperaturen zwischen 15 und 20° Celsius liegen? Diese Antwort bleiben uns die Experten bisher schuldig. Sie machen nur darauf aufmerksam, dass die Häufung der Infarkte im Bereich der Feiertage wie Thanksgiving Day, Weihnachten oder Neujahr nicht schwer zu erklären ist: Da wird geschlemmt, da fließt der Alkohol in Strömen, da gerät die Körperchemie insgesamt durcheinander. Aber was erklärt die übrigen häufigen Herzinfarkte?
Temperatur, Feuchtigkeit und Luftdruck werden immer nur einen Teil der Phänomene erklären, die bei bestimmten Wetterlagen auftreten. Zieht man jedoch die Luftverschmutzung und vor allem das elektrische Geschehen in der Atmosphäre als zusätzliche Faktoren heran, dann sind wir einer plausiblen Erklärung schon deutlich näher – auch wenn es dafür bisher noch keine hieb- und stichfesten wissenschaftlichen Beweise gibt.

Doppelblinde Wissenschaft

Dabei gibt es natürlich Beweise, die lediglich im Sinne der gestrengen Wissenschaft nicht gelten. Weil für einen Beweis in der Welt der Wissenschaft immer ein so genannter Doppelblindversuch erforderlich ist. Das heißt: Eine Reihe von Testpersonen wird in zwei Gruppen geteilt, wobei keine der Testpersonen wissen darf, in welcher der beiden Gruppen sie ist. Jede Gruppe erfährt nun eine unterschiedliche Behandlung. Die eine Gruppe bekommt beispielsweise ein neues Medikament oder eine Bestrahlung oder eine Behandlung mit einem elektrischen Gerät; die andere Gruppe bekommt eine Pille ohne Wirkstoff oder aber eine Nichtbestrahlung unter einer Maschine oder eine unwirksame Behandlung mit einem elektrischen Gerät. Das nennt man eine »einfach blinde Studie«. Hinterher erst stellt sich heraus, welche unterschiedlichen Wirkungen sich in den beiden Gruppen zeigen. »Doppelblind« ist eine solche Studie, wenn auch das behandelnde medizinische Personal nicht weiß, welche Testperson zu welcher Gruppe gehört und ob die verabreichte Pille nun den Wirkstoff enthält oder nicht. Das wird gemacht, um psychologische Wirkungen auszuschließen, die sich von dem Therapeuten unbewusst auf den Patienten übertragen könnten.

Verkehrte Welt: Positive Ionen – negative Wirkung negative Ionen – positive Wirkung

Wie schwer, ja sogar wie unmöglich solche Studien zu machen sind, wenn es sich beispielsweise um Wettereinflüsse handelt (die man ja für eine Vergleichsgruppe von Testpersonen nicht einfach abstellen kann!), liegt auf der Hand.

Nur so viel hier zum Thema Beweise. Lassen wir lieber Fakten sprechen. Einer der Pioniere in der Erforschung bestimmter elektrischer Einflüsse ist Dr. Igho Kornblueh vom »American Institute of Medical Climatology« in Philadelphia. Er hat die Wirkung posi-

tiv und negativ geladener Kleinionen aus der Luft auf das Wohlbefinden der Menschen untersucht.

Unter Kleinionen werden Atome oder Atomgruppen verstanden,
die durch einen Elektronenüberschuss eine negative Ladung
haben oder die durch Elektronenmangel positiv geladen sind.
Solche Ionen können durch vielfältige Faktoren entstehen: Etwa
durch die natürliche Radioaktivität der Erde oder durch die ultraviolette Strahlung. Sie entstehen aber auch durch Reibung. Es ist
nicht viel anders, als wenn Sie sich mit einem Hornkamm käm-
men, der anschließend die Haare magnetisch an sich zieht, oder
wenn Sie einen wollenen Pullover ausziehen, der dabei Funken
sprüht und knistert. Ein Sturmwind erzeugt Ionen durch Reibung.
Im Bereich von Wasserfällen bilden sich durch die Reibung der
Wassertröpfchen in der Luft derartige Ionen. Auch Staub- oder
Sandstürme bringen Unmassen von Ionen hervor.

Ein klassisches Beispiel für die Erzeugung positiver Ionen ist der
als Föhn (in den Alpen) oder Chinook (in den Rocky Mountains)
bekannte warme, trockene Fallwind, der bei vielen Menschen heftige Beschwerden auslöst – sie können von innerer Unruhe und
Kopfweh über Gelenkschmerzen, Atemnot und Asthmaanfälle bis
zu Depressionen reichen.

Föhn erzeugt einen
Ionensturm und ver-
ändert dadurch die
Hormone im Körper.
So kommt es zu
Schmerzen, Asthma
und Depressionen

Die kleinen Ionen werden mit der Atemluft in den Lungen aufgenommen und vom Blut zu den Körperzellen transportiert. Sie
beeinflussen, ähnlich wie Stress, den Hormonhaushalt im Körper
und können auf diese Weise ganz konkrete gesundheitliche
Effekte bewirken.

Wir leben in einer scheinbar verkehrten Welt: Negative Ionen
haben in erster Linie positive gesundheitliche Wirkungen. Sie
erzeugen gute Laune und stärken die Leistungsfähigkeit. Denn
wenn sie ins Blut gelangen, beschleunigen sie den Transport von
Sauerstoff zu den Körperzellen. Positive Ionen dagegen behin-
dern den Sauerstofftransport und rufen daher die bekannten
Symptome von Sauerstoffmangel wie Atembeschwerden, Müdigkeit, Abgeschlagenheit und depressive Stimmung hervor.

Heilen mit Ionen

Die negativen Ionen beeinflussen, wie Dr. Kornblueh herausfand, auch die Gehirnchemie, indem sie ähnlich wie Opiate einen schmerzstillenden Effekt bewirken.
Kornblueh hat Allergiker, die an schwerem Heuschnupfen litten, einer Behandlung mit einem Generator ausgesetzt, der negative Ionen erzeugt. In 63 Prozent der Fälle war eine völlige oder zumindest teilweise Besserung der Symptome zu verzeichnen.

Der inzwischen verstorbene Begründer des Forschungslaboratoriums zur Untersuchung von Luftionen an der Universität von Kalifornien, Dr. Albert Paul Krueger, konnte klären, worauf die Wirkung einer solchen Behandlung beruht: Die negativen Ionen regen die Flimmerhärchen in den Atemwegen zu verstärkter Bewegung an. Diese Flimmerhärchen haben die Aufgabe, winzige eingedrungene Partikel wie Staub oder Pollen durch peitschenartige Aufwärtsbewegungen wieder aus der Lunge zu befördern. Unter der Ionenbehandlung steigert sich die Bewegung der Flimmerhärchen von 900 auf 1200 Schläge pro Minute; zusätzlich sondert die Schleimhaut mehr Flüssigkeit ab, die den Abtransport und das Abhusten der Asthma auslösenden Pollen erleichtert.

Damit sind die Effekte negativer Ionen aber noch lange nicht erschöpft: Bei einem Patienten, der schwere Verbrennungen erlitten hatte, versuchte Kornblueh die Therapie mit negativen Ionen. Schon nach wenigen Minuten fühlte sich der Patient schmerzfrei. Heute werden am Northeastern Hospital in Philadelphia alle Patienten, die Verbrennungen erlitten haben, einer Ionenbehandlung unterzogen. In 85 Prozent der Fälle, so berichten die Ärzte, ist danach keine Behandlung mit starken Schmerzmitteln mehr erforderlich.
»Negative Ionen führen dazu, dass Verbrennungen weniger nässen und dass sie schneller und mit geringerer Narbenbildung abheilen«, berichtet einer der Ärzte, Dr. Robert McGowan. »Auch die Notwendigkeit von Hauttransplantationen wird dadurch erheblich verringert.«

Negative Ionen lassen Brandwunden schneller heilen. Sie schützen vor Asthmaanfällen, weil sie die Flimmerhärchen in der Lunge aktivieren. Und sie helfen Schmerzen lindern

Nach den Erfolgen bei Verbrennungsopfern haben die Ärzte in Philadelphia die Ionentherapie auch zur Linderung von Schmerzen nach schweren Operationen eingesetzt, berichtete Dr. Kornblueh in London bei einem Kongress von Bioklimatologen. In 57 Prozent der behandelten Fälle reduzierte diese Behandlung die Beschwerden auf drastische Weise – ohne Risiken und Nebenwirkungen.

»Am Anfang glaubte ich, es handle sich um etwas wie Voodoo«, gibt der Chefchirurg der Klinik in Philadelphia, Dr. J. R. Minehart, zu. »Aber inzwischen bin ich überzeugt, dass es wirkt. Es ist tatsächlich eine Revolution.«

Sollte es uns wundern, wenn Ionen auch in der Lage wären, uns bei bestimmten Wetterlagen in Hochstimmung zu versetzen? Wenn sie in der Lage wären, unser Blut rascher fließen zu lassen, unsere Gehirntätigkeit zu aktivieren und unser allgemeines Wohlbefinden zu steigern?

»Ja, es wäre eine Erklärung, aber ich glaube nicht an diese Ionen«, erklärte mir gegenüber ein Biometeorologe der Universität München. Man habe nämlich versucht, diese Ionengeschichte in streng abgeschirmten Räumen mit Ionengeneratoren nachzuvollziehen. Und dabei hätten sich keine signifikanten Effekte gezeigt.

Ganz abgesehen davon, dass das Nichtauftreten von Effekten ja noch kein Beweis dafür ist, dass es keine Effekte gibt: Wer sagt denn, dass die strenge Abschirmung nicht Nebeneffekte zunichte gemacht hat, ohne die eine positive oder negative Wirkung der Ionen gar nicht möglich ist? Denken wir nur an den Tagesrhythmus der Testpersonen in den unterirdischen Bunkern. Die waren auch gut abgeschirmt. Und zwar nicht nur gegen das Sonnenlicht, sondern einige davon auch gegen das Magnetfeld der Erde.

Die **Kraft**

von **Strom** und **Feldern**

Grundsätzlich muss unterschieden werden zwischen elektrischen und magnetischen Feldern sowie zwischen elektromagnetischen Wellen. Und auch diese Gruppen zerfallen noch in weitere Einzeltypen:

Elektrische und magnetische Felder

1. Niederfrequente magnetische Wechselfelder

2. Niederfrequente elektrische Wechselfelder

3. Hochfrequente elektromagnetische Felder

4. Elektrostatische Felder

5. Magnetostatische Felder

6. Das natürliche elektromagnetische Wechselfeld

Der grundsätzliche Unterschied zwischen elektrischen und magnetischen Feldern besteht in Folgendem:

A. Ein Körper mit elektrischer Ladung erzeugt ein elektrisches Feld, das Einfluss nehmen kann auf geladene Teilchen, etwa Ionen, die in die Nähe dieses Feldes gelangen.

B. Ein Magnetfeld dagegen entsteht in der Umgebung dieser geladenen Teilchen, zum Beispiel ringförmig um einen stromdurchflossenen Leiter.

Zur Veranschaulichung ein Beispiel aus der Alltagspraxis: Ein Elektrokabel für Haushaltsstrom, das zu einer Steckdose oder zu einem Lichtschalter führt, erzeugt ein elektrisches Feld, solange kein Strom fließt – solange also keine Lampe angeschaltet oder kein Bügeleisenkabel in die Steckdose gesteckt worden ist. Sobald aber Geräte betrieben werden, fließt Strom durch die Leitung, und es baut sich ein Magnetfeld auf.

Die beiden Arten von Feldern unterscheiden sich auch in ihrer Wirkung.

Ein elektrisches Feld übt Kräfte aus auf einen ruhenden Körper, der eine elektrische Ladung hat (also auch auf elektrisch geladene Ionen im Körper). In einem magnetischen Feld hingegen passiert ihm gar nichts.

Genau umgekehrt ist es mit Magneten, etwa einer Kompassnadel. Die erfahren im magnetischen Feld Kräfte, die sie ablenken oder drehen – und zwar so weit, bis die Nadel genau an den Feldlinien des Magnetfeldes ausgerichtet ist.

Der Kompass im Kopf

Beide Arten von Feldern können den menschlichen Körper beeinflussen. Selbst das vergleichsweise schwache Magnetfeld der Erde übt erstaunliche Wirkungen auf den Organismus aus. Die beschriebene Taktgebung für den Tagesrhythmus, die bei Abschirmung im unterirdischen Bunker nicht mehr funktionierte, ist nur eine davon. In der Tierwelt dient das Erdmagnetfeld als elektrischer Wegweiser. Schnecken, Fische und Vögel nutzen es nachweislich zur Orientierung. Wenn Brieftauben nach Hunderten von Kilometern zielsicher ihren heimatlichen Taubenschlag finden, verdanken sie dieses dem Erdmagnetfeld.

Sie haben nämlich kleine, magnetähnliche Teilchen im Gehirn und im Schnabel, fanden Forscher der Münchner Ludwig-Maximilians-Universität heraus, mit deren Hilfe sie sich wie an Längen- oder Breitengraden an den Magnetfeldlinien der Erde orientieren. Auch andere Zugvögel navigieren mit Hilfe ihres Schnabelkompasses. Die Münchner Zoologen haben auch Wasserbakterien im Chiemsee entdeckt, die gleichsam schwimmende Kompassnadeln sind. Sie besitzen mikroskopisch kleine Magnetitteilchen als Bestandteil ihrer Zellen, mit deren Hilfe sie auf das natürliche Erdmagnetfeld reagieren.

Auch der angebliche sechste Sinn der Tiere, die Erdbeben vorausahnen und nachweislich völlig konfuses Verhalten an den Tag legen, kann auf das Konto des Erdmagnetfeldes gebucht werden. In der Vorphase eines Erdbebens kommt es nämlich zu starken Veränderungen des Erdmagnetfeldes, auf die Tiere wie Hunde, Mäuse oder Fische empfindlich reagieren.
Möglicherweise hat der Mensch es zugunsten des modernen Straßenatlas nur verlernt, seinen natürlichen Magnetatlas im

Wenn Tiere Erdbeben im Voraus spüren, spricht man vom sechsten Sinn. In Wirklichkeit spüren sie aber, dass sich das Magnetfeld vor dem Beben verändert

Kopf zu benutzen. Jedenfalls haben auch Menschen Magnet-kristalle im Gehirn, wie der amerikanische Geobiologe Dr. Kirsch-vink entdeckte. In menschlichem Gehirngewebe fand er Spuren genau der gleichen Eisen-Sauerstoffverbindung, genannt Magnetit, die auch bei den Kompassbakterien und im Schnabel der Brieftauben isoliert wurden. Auf diese Teilchen ist mit Sicher-heit auch das Phänomen zurückzuführen, dass die Erholsamkeit des Schlafes beim Menschen von der Ausrichtung des Bettes nach der Himmelsrichtung abhängig ist, wovon noch die Rede sein wird.

Die Mediziner nehmen an, dass bei manchen Menschen sogar ein Zusammenhang besteht zwischen künstlichen, stärkeren magne-tischen Feldern und der Bildung von Gehirntumoren.

Das Erdmagnetfeld jedenfalls ist von starkem Einfluss auf den Menschen. Auf Störungen im natürlichen Magnetfeld reagieren Menschen beispielsweise mit gehäuftem Auftreten von Herz-Kreislauf-Ereignissen. Darüber hinaus wurde bei Veränderungen des Magnetfeldes durch Magnetstürme (Sonnenwinde) eine starke Erhöhung der Einlieferungszahlen in psychiatrische Anstal-ten registriert.

Verzerrungen des Magnetfeldes können durch große Metall-gegenstände bewirkt werden. Beispielsweise durch Stahltüren oder Öltanks. Im Schlafbereich sind es oft Federkernmatratzen, die durch ihr Metallgerüst eine starke Ablenkung des natürlichen Magnetfeldes bewirken können.

> Dass Wasseradern die Gesundheit des Menschen beein-trächtigen, ist kein Märchen. Dazu kommt es durch eine Veränderung des Erdmagnetfeldes, die durch Wasser-adern, Heizkörper oder Federkernma-tratzen entstehen kann

Die Erde – ein gigantischer Dynamo

Der Erdball, der sich jeden Tag einmal komplett um die eigene Achse dreht, enthält in seinem Inneren ein Magnetfeld. Es wird angenommen, dass ein Teil des im Weltraum bestehenden Magnetfeldes bei der Entstehung der Erde in deren Inneren eingeschlossen wurde. Durch komplizierte Vorgänge, unter anderem durch die elektrische Leitfähigkeit des flüssigen Eisens im Kern der Erde, wird durch die Erdrotation das vorhandene Magnetfeld wie bei einem elektrischen Generator verstärkt. Die Sonne bewirkt zudem auf der Tagseite der Erde ein etwas stärkeres Magnetfeld als auf der Nachtseite. Daher rühren im Erdmagnetfeld die Unterschiede zwischen Tag und Nacht, die offenbar auch den Tagesrhythmus der Lebewesen beeinflussen.

Magnetfelder lassen sich, anders als elektrische Felder, nicht eigentlich abschirmen. Sie dringen normalerweise ungehindert durch den menschlichen Körper und erzeugen Wirbelströme, je nach der einwirkenden Frequenz. Magnetfelder kann man aber sozusagen abfließen lassen, wenn man sie mit Hilfe magnetisch leitender Materialien um einen bestimmten Bereich herumführt.

Gesundheit im Magnetfeld

Auch künstliche Magnetfelder beeinflussen Mensch und Tier.

- Sie verändern den Kalziumstoffwechsel in den Zellen und können dadurch die Zellkommunikation stören.
- Sie haben eine Wirkung auf die Ausschüttung des Hormons Melatonin, was Schlafstörungen, seelische Beeinträchtigungen wie Depressionen und auch degenerative Veränderungen wie Parkinson oder Alzheimer fördern kann.

Wirkungsvolle Magnetfelder können durch elektrische Heizdecken, durch Niedervolt-Halogenbeleuchtungssysteme und durch Transformatoren jeder Art, besonders durch die Kleintrafos erzeugt werden, wie sie für den Netzbetrieb von Batteriegeräten verwendet werden.

Elektrische Wechselfelder

Solche Felder entstehen, wenn eine Wechselspannung zwischen zwei Leitern besteht. Sie sind abhängig von der Spannung, nicht von der Stromstärke, und sie lassen sich sehr leicht abschirmen. Ihre Wirkung auf den Organismus ist ähnlich wie die der magnetischen Wechselfelder: Beeinflussung der Zellkommunikation und der Melatoninbildung.

Schützen kann man sich davor, indem abgeschirmte Leitungen verwendet werden. In letzter Zeit sind so genannte Feldschaltautomaten in Mode gekommen, auch »Netzfreischalter« genannt. Das sind Vorrichtungen, die im Sicherungskasten angebracht werden und die beispielsweise die elektrischen Leitungen, die den Schlafbereich versorgen, gänzlich abschalten, solange keine Stromquelle angeschaltet wird. Dadurch werden im Schlafzimmer alle Wechselfelder vermieden, die ansonsten durch das Angebot der vorhandenen Spannung gebildet würden.

Bei allen Wirkungen elektromagnetischer Wellen auf den Organismus muss zwischen zwei möglichen Wirkungsarten unterschieden werden:

Thermische Wirkung, die entsteht, wenn Wirbelströme stark genug sind, das elektrisch leitfähige Körpergewebe zu erwärmen. Grenzwerte, die heute gültig sind, zielen ausschließlich darauf ab, dass im Körper keine derartigen thermischen Schädigungen auftreten. Thermische Schädigungen können unbestreitbar zu erhöhtem Krebsrisiko, zu Stoffwechselstörungen, Änderungen im Hormonhaushalt, zu Unfruchtbarkeit, Veränderung der Erbinformationen, zu Schädigungen des Nervensystems und zu inneren Verbrennungen führen.

Athermische Wirkung: Darunter werden Effekte verstanden, die unterhalb der thermischen Wirkungsschwelle auftreten. Dass solche Wirkungen bestehen, ist wissenschaftlich unbestritten. Der Streit geht eigentlich nur darum, ob es sich dabei um gesundheitlich relevante Wirkungen handelt. Im nachfolgenden Kapitel werden Beispiele vorgestellt, in welcher Weise athermische Wirkungen genutzt werden können.

Killer
aus der

strahlen

Mikrowelle

Dr. Andreas Varga traute seinen Augen nicht: Die Küken im Brutschrank waren alle tot, wenn sie einer Mikrowellen-strahlung ausgesetzt worden waren, die absolut innerhalb der Grenzwerte lag, wie sie für Menschen gelten (bis 2,5 Milliwatt pro Quadratzentimeter).

Die Wirkung von Mikrowellen

Verringerte der Forscher die Intensität der Strahlung auf ein Fünfundzwanzigstel der gesetzlich zugelassenen Strahlung, dann schlüpften immer noch missgebildete Küken: Hühnchen ohne Augen, mit verdrehtem Schnabel, mit krummen Füßen. Erst wenn ein Wert von 0,1 mW/cm² deutlich unterschritten wurde, kamen gesunde Küken zur Welt.

Mikrowellen: Darunter wird nicht nur ein Gerät zum Kochen verstanden. Es handelt sich dabei schlechthin um Elektrizität, wie sie überall in unserem Alltag eine wichtige Rolle spielt. Wo immer elektrische Installationen sind, treten auch derartige Strahlungen auf. Zum Beispiel im Bereich laufender Haarföhne, elektrischer Rasierapparate, bei Benutzung von Mobilfunk – und natürlich auch bei Mikrowellengeräten.
Glücklicherweise werden Haarföhn und Rasierapparat nicht den ganzen Tag betrieben. Und auch nicht alle Wirkungen, die von solchen Geräten ausgehen, sind gleich.

»Die Strahlung, die von solchen Geräten ausgeht, gleicht der Belastung unter einer Hochspannungsleitung«, erläutert Dr. Andreas Varga, der vor seinem Ruhestand dreißig Jahre lang am Hygiene-Institut der Universität Heidelberg Versuche über die Wirkung von Elektrizität auf die menschliche Gesundheit gemacht hat. »Der Strom, der ins Haus kommt, hat eine Frequenz von 60 Hertz«, erklärt Varga. »Bei Mikrowellenherden entstehen Frequenzen im Bereich 2,45 Gigahertz – ein Gigahertz sind 1.000.000.000 Hertz. Jede Frequenz hat eine bestimmte Wirkung, aber der Wirkungsmechanismus ist noch gar nicht genau erforscht.«

Mit befruchteten Hühnereiern machte der Wissenschaftler vor ein paar Jahren in Heidelberg seinen Aufsehen erregenden Test im Labor. Er ließ die Hühnereier in verschiedenen Brutschränken ausbrüten. Der erste Brutschrank mit 500 Eiern wurde in mehreren Tests unterschiedlich starken Mikrowellenbestrahlungen ausgesetzt. Weitere 500 Eier wurden ohne Bestrahlung ausgebrütet. Aus dieser Partie schlüpften nur gesunde, normale Küken.

Wenn bebrütete Hühnereier mit Mikrowellen bestrahlt werden, schlüpfen missgebildete Küken: ohne Augen, mit verdrehtem Schnabel und mit krummen Füßen

Die Dosis macht das elektrische Risiko aus

Dieses Beispiel soll nur deutlich machen, welche vermeintlich unschädlichen elektrischen Einflüsse doch erhebliche Wirkungen auf biologische Systeme haben können.

Das bedeutet nun nicht, dass wir in permanenter Lebensgefahr schweben, nur weil wir umgeben sind von Radios und Fernsehern, von elektrischen Bügeleisen und Elektrokabeln, von Rundfunksendern, Computerbildschirmen und Staubsaugern, Neonröhren und Transformatorkästen. Es soll aber auch nicht heißen, dass dies alles völlig wirkungslos ist. Eigentlich soll es einmal klarmachen, dass wir nichts Genaues wissen über die langfristigen Wirkungen, die von all diesen elektrischen Quellen ausgehen. »Ich kann da die Öffentlichkeit nur beruhigen«, versichert Prof. Eduard David von der Universität Witten-Herdecke. Er ist Mitglied der Bonner Strahlenschutzkommission und Experte für die Wirkungen elektromagnetischer Felder auf biologische Systeme. »Nach dem derzeitigen Stand der wissenschaftlichen Erkenntnisse sind alle diese Geräte so ausgelegt, dass sie keinen gesundheitlichen Schaden anrichten können. Und auch die Wahrscheinlichkeit, dass wir diese heutigen Erkenntnisse demnächst grundlegend verändern müssten, ist nicht groß.« Prof. David gibt zwar zu, dass die elektrische Leistung, mit der ein Rundfunk- oder Fernsehsender betrieben wird, ohne weiteres ausreichen würde, ein Hähnchen zu grillen, das direkt an die mit 200 Megawatt strahlende Sendequelle gebracht würde. Damit die Bevölkerung in Sicherheit lebt, sind Mindestabstände zu solchen Sendern vorgeschrieben, denn die Energie lässt im Quadrat der Entfernung nach.

Mit den Strahlen, die zum Grillen von Schweinehaxen verwendet werden, kann man auch Rheuma behandeln. Es ist nur eine Frage der Stärke und der Dosis

Andererseits weist David darauf hin, dass elektrische Felder mit viel geringerer Leistung auch erfolgreich zu Heilungszwecken genutzt werden können. »Bei rheumatischen Erkrankungen oder Stoffwechselstörungen kann man auch Mikrowellen einsetzen. Das ist der gleiche Bereich von Strahlen, wie sie zum Grillen von Hähnchen verwendet werden. Nur eben mit viel geringerer Leistung.«

Es ist wie in der Pharmakologie, deren Grundprinzip Paracelsus erkannt und formuliert hat: »Nur die Dosis macht, dass etwas zum Gift wird.« Genauso ist es mit der Elektrizität. Es kommt ganz auf die Dosierung an. Und auf die Art des Einflusses, den die Elektrizität auf den Menschen nimmt.

Strom macht Bienen aggressiv

Dass die Einflüsse des Wetters auf die Gesundheit unter anderem auf elektrischen und elektromagnetischen Vorgängen beruhen, steht für viele Wissenschaftler heute außer Zweifel. Aber sie befinden sich in der Minderheit. Aus diesem Grund sollen hier einige wirklich erstaunliche Wirkungen von Elektrizität beschrieben werden, die klarmachen können, wie weit reichend und gravierend sich der Einfluss von elektrischen Signalen auf Lebewesen und speziell auf den menschlichen Körper und Geist auswirkt. Das wird es leichter machen, auch an die Effekte des Wetters zu glauben.

Die von Andreas Varga beschriebenen Schädigungen von Hühnerembryonen, die im Übrigen auch in den USA in ähnlicher Weise nachvollzogen wurden, sind nur eines von Dutzenden von wahrhaft verblüffenden Beispielen.

Es gibt seit 1995 sogar ein Patent für Fischzucht, das auf der Tatsache beruht, dass Fische viel schneller wachsen, wenn man sie in ihrem Teich dem Einfluss bestimmter elektrostatischer Felder aussetzt. Das mag im Interesse einer verbesserten Vermarktung für Fischzüchter sogar positiv erscheinen.

Weniger erfreulich stellt sich das Forschungsergebnis dar, das an der Universität Stuttgart-Hohenheim gemacht wurde: Zehn Bienenvölker wurden unmittelbar unter einer Hochspannungsleitung (380/220 kV) aufgestellt, zehn weitere im Abstand von 200 Metern von dieser Stromleitung. Die Bienen in direkter Nähe des magnetischen Feldes zeigten eine höhere Aggressivität, ein gestörtes Verhalten sowie Schwierigkeiten, sich miteinander zu verständigen. Wurde ein überwinterndes Bienenvolk nur für eine Viertelstunde dem Einfluss eines elektrischen Feldes ausgesetzt, brach Unruhe unter den Bienen aus.

Schwache Magnetfelder lassen Weizen, Rüben, Erbsen und Kresse langsamer wachsen. Starke Felder machen aus friedlichen Insekten Killerbienen

Russische Wissenschaftler haben in den zurückliegenden Jahrzehnten die Wirkung von Magnetfeldern auf biologische Systeme erforscht. Danach wurde ein stark verlangsamtes Wachstum von Weizen, Gerste, Hafer, Zuckerrüben, Gemüse und Erbsen in Regionen festgestellt, in denen das natürliche Magnetfeld der Erde unter dem Einfluss von Erzvorkommen doppelt bis dreimal so stark wie normal war. Wurden künstliche elektrische Felder erzeugt, bildeten Kürbispflanzen viel langsamer als sonst ihre Wurzeln aus. Ähnliches passierte bei Kresse und Maiskeimlingen, wenn diese unter schwacher Mikrowellenbestrahlung wachsen mussten.

Interessant ist dabei die Tatsache, dass die so genannte Schulmedizin die Auswirkungen von Energiefeldern auf lebende Organismen mehr oder weniger für Unfug hält. Ausgenommen einige klar beweisbare Therapien.

Wie Strom auf das Gehirn wirkt

Da sind andere Wissenschaftler, nämlich jene, die sich mit der Entwicklung von Technologien für militärische Zwecke befassen, weniger zurückhaltend und skeptisch. Schon in den dreißiger Jahren des 20. Jahrhunderts experimentierten sie mit der Wirkung von schwachen elektrischen Impulsen auf das Gehirn von Lebewesen. Anfangs wurden für diesen Zweck noch feine Elektroden in das Gehirn der Versuchstiere und menschlichen Versuchspersonen eingeführt, um den Stromimpuls an die richtige Stelle zu führen. Auf diese Weise gelang es, alle möglichen Reaktionen und Gefühle hervorzurufen.

Der amerikanische Geheimdienst CIA berichtete im April 1961 von einer viel versprechenden Waffe, indem nämlich elektrisch ferngesteuerte Hunde als Träger von Bomben in Feindgebiete geschickt werden sollten.

Ein amerikanischer Psychologe, Dr. Jose Delgado von der Yale Universität, legte Ende der neunziger Jahre in einem Buch die Ergebnisse der bis dahin dreißigjährigen Forschung auf diesem Sektor nieder. Danach war es zum Beispiel möglich, durch Elektrostimulation die Atemfrequenz und den Herzschlag zu

Beim Menschen kann elektrischer Strom die Atmung und den Herzschlag beeinflussen. Weil Strom auch epileptische Anfälle hervorruft, wird er seit acht Jahrzehnten für Elektroschocks verwendet

beeinflussen – bis hin zum Herzstillstand –, und selbst die Funktion innerer Organe konnte verändert werden, beispielsweise die Sekretbildung der Gallenblase.

Mit Hilfe von Stromimpulsen konnten bei Menschen Stirnrunzeln und Kauen, Gähnen und Einschlafen, das Öffnen und Schließen von Augen und Mund, aber auch epileptische Anfälle hervorgerufen werden.
Selbst vor dem menschlichen Geist machten die Experimente nicht Halt. Wurde bei einer weiblichen Versuchsperson die Gehirnzone, in der Wut lokalisiert ist, mit Hilfe von schwachen Strömen erregt, hörte die Frau sofort auf, ihre Gitarre zu spielen. Sie nahm vielmehr ihr Instrument und zerschmetterte es an der Wand.

Je stärker der Stromimpuls, desto heftiger waren die erfolgten Reaktionen, berichtete Delgado. Stimulierte man beispielsweise das limbische System – das ist der Teil des Gehirns, in dem Stimmungen und Gefühle sowie Merk- und Lernfähigkeit gesteuert werden –, wurden die Testpersonen unaufmerksam, sie konnten nicht mehr richtig denken, sie zogen ihre Kleider aus oder sie tappten ziellos umher. Sobald die Stromimpulse aufhörten, waren sie wieder ganz die Alten, konnten sich aber an überhaupt nichts erinnern.
Delgado selbst trat wirkungsvoll an die Öffentlichkeit in einer Szene, in der ein wütender Stier auf ihn losging (dem allerdings Elektroden ins Gehirn gepflanzt worden waren). Erst im allerletzten Augenblick machte Delgado von seinem Stromsteuergerät, einer kleinen, schwarzen Box, Gebrauch: Der Stier blieb mitten in der Attacke, wie vom Donner gerührt, stehen.
Delgado forderte seinerzeit in seinem Buch, die neue Technologie solle ausschließlich für die Hände von Wissenschaftlern und Ärzten zum Nutzen und Wohle der Menschheit bestimmt bleiben.
Aber es kam natürlich anders.

Strom stoppt die Hormone

Inzwischen werden zwar auch positive Wirkungen berichtet, wie etwa die Anwendung der Elektrostimulation bei Blinden, denen währenddessen die Blindenschrift beigebracht wurde. Der Lernprozess wurde durch die Elektrostimulation in verblüffender Weise beschleunigt.

Aber im Wesentlichen ging die Entwicklung in die andere Richtung. In die Richtung einer Welt nämlich, in der jeder menschliche Gedanke, jedes Gefühl mit Hilfe der elektrischen Stimulation kontrolliert werden könnte. Es ist nicht bekannt, in wie viel Tausenden von Fällen dies tatsächlich geschehen ist. Denn längst benötigt man keine Elektroden mehr, die ins Gehirn eingepflanzt werden müssten. Diese Technologie ist nämlich mittlerweile drahtlos geworden.

Mit Strom kann man auch Menschen fernsteuern. Bei Soldaten können damit zum Beispiel Wurstigkeitsgefühle oder Alarmbereitschaft ausgelöst werden

Alles begann mit der Erkenntnis, dass elektromagnetische Wellen im Gehirn einen Stromfluss auslösen können. Diese Wellen bewirken nicht nur schwache elektrische Ströme im Gehirn, sie hemmen oder fördern darüber hinaus auch die Bildung von chemischen Botenstoffen im Gehirn.

1989 berichtete Paul Tyler, der Leiter des »U.S. Navy Electromagnetic Radiation Project«, über die Abnahme der Produktion von Botenstoffen und Hormonen wie Noradrenalin, Serotonin und Dopamin unter dem Einfluss eines elektromagnetischen Feldes. Noradrenalin zählt zu den Stresshormonen, die in Sekundenschnelle die Herz-Kreislauf-Funktionen steigern oder senken und das Gehirn in Alarmzustand versetzen. Dopamin ist eine Vorstufe der Stresshormone Adrenalin und Noradrenalin. Serotonin reguliert Schlaf und Körpertemperatur, hat aber auch eine Wirkung auf die Blutgerinnung.

Indem solche Botenstoffe verstärkt produziert oder gehemmt werden, kann natürlich das Gefühlsleben eines Menschen drastisch beeinflusst werden. Beispielsweise können bei Soldaten beim Kampf an der Front »Wurstigkeitsgefühle« oder »Alarmbereitschaft« ausgelöst werden.

Die Möglichkeit der direkten Beeinflussung der menschlichen Körperchemie wies der Wissenschaftler Ross Adey bereits 1974 nach: Mit Mikrowellen regte er Nervenbahnen dazu an, mehr Kalziumionen als normal abzusondern. Die militärische Bedeutung dieses Mechanismus ist ebenso einfach wie teuflisch: Der Verlust von Kalzium in den Nerven führt beim Betroffenen zwangsläufig zur Veränderung der Gehirn- und Nervenfunktionen, etwa zur Unfähigkeit, komplizierte Aufgaben zu lösen und zu veränderten Schlafmustern.

Die Weltgesundheitsorganisation WHO listete schon 1981 Wirkungen auf, die von elektromagnetischer Strahlung ausgelöst werden können: Beeinflussung der Drüsenfunktionen, Veränderung der Blutchemie, Schädigung der Augen, etwa durch Trübung der Linse, Veränderungen der Erbinformationen, Beeinflussung der Entwicklung von Lebewesen.

Letztere Feststellung wurde erhärtet durch Versuche, bei denen Wissenschaftler durch elektromagnetische Strahlung die Zellteilung bei Lebewesen verhinderten.

Strom verstärkt die Wirkung von Gift

Aufhorchen ließ die Militärs ein Versuch, bei dem nachgewiesen werden konnte, dass Ratten weniger anfällig waren für Lähmungsgifte, wenn sie zuvor zwei Wochen lang einer schwachen Mikrowellenstrahlung ausgesetzt worden waren.

Auf diese Weise könnte man Truppen sogar gegen bestimmte Gifte immunisieren. Aber es müsste umgekehrt auch möglich sein, durch Bestrahlung die Zivilbevölkerung oder feindliche Soldaten empfindlicher für Gifte zu machen. Im Kriegsfall könnte man den Feind heimlich unter Bestrahlung nehmen.

Dann könnten bestimmte schädliche Substanzen ins Trinkwasser gegeben oder in die Atemluft gesprüht werden. Der bestrahlte Feind würde daran zugrunde gehen, die unbestrahlte eigene Bevölkerung könnte die Giftattacke unter Umständen relativ schadlos überstehen.

Wie wir sehen, müsste zu den klassischen chemischen und biologischen Waffen neuerdings auch noch die Kategorie der elektrischen hinzugefügt werden.

Eine weitere gefährliche Variante der Feindbekämpfung wurde
aus der Erkenntnis entwickelt, dass unter Bestrahlung durch
Radiowellen die so genannte Bluthirnschranke außer Kraft
gesetzt werden kann.

Unter Bluthirnschranke wird eine Schutzbarriere verstanden.
Gifte oder Krankheitserreger können deshalb mit dem Blut nicht
ins Gehirn aufsteigen. Das erschwert beispielsweise auch die
Behandlung von Krankheiten des Gehirns durch Medikamente,
da diese nur zu einem Bruchteil die Bluthirnschranke passieren.
Wird diese Barriere jedoch durch elektrische Beeinflussung auf-
gehoben, ist es auch möglich, über den Körper Gifte ins Gehirn
einzuschleusen.

Elektrizität als
Waffe: Menschen kön-
nen mit Strom für
Gifte empfindlicher
und dadurch kampf-
unfähig gemacht
werden

Strom statt Psychopharmaka

Paul Tyler vom »Radiation Project« der amerikanischen Marine
gab in einem Interview mit dem US-Magazin »Omni« zu: »Viele
Dinge, die man bisher mit chemischen Mitteln macht, könnten
genauso gut mit Hilfe von Elektrizität bewerkstelligt werden. Mit
dem richtigen elektromagnetischen Feld könnte man beispielsweise die gleichen Wirkungen erzielen wie mit Psychopharmaka.«

Tatsächlich haben russische, polnische und tschechische Wissen-
schaftler dokumentiert, dass mit Hilfe von Mikrowellen starke
Körperreaktionen hervorgerufen werden können: Dazu zählen
zum Beispiel Kopfschmerzen, Müdigkeit, körperliche Schwäche,
Benommenheit, Stimmungsänderungen, geistige Verwirrung und
Schlaflosigkeit.

Strom statt Pillen:
Mikrowellen kann
man auch gegen
Kopfschmerzen,
Müdigkeit und
Schlaflosigkeit ein-
setzen

Damit ist die Liste der Möglichkeiten aber bei weitem nicht komplett. Bestimmte Mikrowellen waren in der Lage, bei Ratten Atembeschwerden hervorzurufen, die sogar bis zum Erstickungstod führten. Mit elektromagnetischen Impulsen gelang es dem russischen Wissenschaftler Alexander Presman – einem Pionier auf dem Felde der Beeinflussung von Lebewesen durch Elektrizität –, bei Testpersonen die Wahrnehmung von Lichtsignalen hervorzurufen.

Wenn Taube Stimmen hören

Auch das Gehör ist durch Elektrizität beeinflussbar. Schon in den sechziger Jahren wurden erfolgreich Versuche unternommen, mit Hilfe elektromagnetischer Strahlung Geräusche oder Worte auf Versuchspersonen zu übertragen. Das funktionierte unter Umgehung des mechanischen Gehörs, denn auch taube Versuchspersonen konnten die ausgesandten Signale deutlich »hören«.

Diese Übertragung von Signalen ist offenbar von den Geheimdiensten mittlerweile perfektioniert worden. 1989 berichtete der TV-Sender CNN über den Einsatz solcher »Waffen« gegenüber Palästinensern. Bei einer Gerichtsverhandlung gegen zwei palästinensische Terroristen in Berlin widerriefen beide Angeklagte ihr Geständnis, das ihrer Aussage nach unter dem Einfluss von Mind-Control-Geräten erzwungen worden war. Einer der beiden sagte, er könne sich an den Inhalt seines Geständnisses in keiner Weise erinnern, da er zum fraglichen Zeitpunkt »nicht er selbst« gewesen sei. Der andere Angeklagte berichtete von Stimmen, die in ihre Gefängniszellen gebeamt worden seien und die ihr Gehirn gelähmt hätten.

Gehirnwäsche beim Moskauer Putsch

Igor Smirnov ist einer der eingeweihten Russen, die ins Ausland geflüchtet sind. Er gelangte 1994 in die USA. Zuvor war er am Moskauer Institut für Psycho-Korrektur tätig gewesen, das sich unter anderem mit Therapien für Drogensüchtige befasste. Smirnov berichtete von einem Gerät, mit dessen Hilfe Gedanken in die Gehirne von Menschen eingepflanzt und dadurch deren Verhalten verändert werden könne.

»Die Russen sind in der Lage, das menschliche Verhalten zu steuern«, erklärte Smirnov. Dem pflichtete sein Landsmann Victor Sedletski von der »Liga der unabhängigen Wissenschaftler der Sowjetunion« uneingeschränkt bei. In der Prawda beteuerte er 1991, dass in Kiew so genannte »psychotronische Biogeneratoren« zur Gedankenkontrolle in Serie hergestellt würden. Solche Biogeneratoren beeinflussen vor allem die linke und die rechte Hälfte der Großhirnrinde. Wie Sedletski sagte, habe er eigenhändig einen solchen Generator konstruiert.

Sedletski ließ auch durchblicken, dass während des gescheiterten Putsches gegen Gorbatschow im August 1991 solche Geräte eingesetzt worden seien. Wegen Ignoranz in der Anwendung dieser Methode sei der Putsch jedoch fehlgeschlagen: Die Putschisten hätten ihren Soldaten, die einer Gehirnwäsche unterzogen worden waren, nicht erlauben dürfen, sich unter die Bevölkerung zu mischen. Das habe die Steuerung durch die Generatoren zunichte gemacht, weil sich die Soldaten durch die Fremdeinflüsse nicht mehr auf ihre Aufgabe konzentrieren konnten.

Die Amerikaner sind, wie zu erwarten, auf dem gleichen Feld ebenfalls nicht untätig geblieben. In CIA-Kreisen kursiert ein Witz, der bezeichnend ist für den Stand der amerikanischen Mind-Control-Technologie: »Wenn du die natürliche Frequenz für den Schließmuskel eines Menschen herausfindest, kannst du diesen dazu bringen, den Raum sehr eilig zu verlassen.«

Das Geheimnis all dieser Vorgänge: Das menschliche Gehirn reagiert immer nur auf elektrische Impulse, die der biologischen Funktion exakt entsprechen.

> Mit Gehirngeneratoren lassen sich Menschen in erschreckender Weise beeinflussen. Solche Waffen sollen auch bei dem fehlgeschlagenen russischen Putschversuch gegen Gorbatschow 1991 eingesetzt worden sein

Das »Microwave Research Department at the Walter Reed Army Institute« unterteilte die Forschung über die Wirkung der Mikrowellen in vier Bereiche:

1. Effekte, die den Gegner auf der Stelle körperlich schwächen

2. Effekte, die durch Gehörimpulse stimulieren

3. Effekte, die die Tätigkeit lähmen (Hemm-Effekte)

4. Effekte, die Einfluss nehmen auf Stimmung und Verhalten

Die Amerikaner waren es auch, die herausfanden, dass bei den Wirkungen im Gehirn nicht allein der elektrische Impuls eine Rolle spielt, der sich in Nervenbahnen bewegt; dieser Reiz löst vielmehr zusätzlich elektromagnetische Wellen aus, die in den benachbarten Nervenenden (Neuronen) und in den Zellen entstehen, die diese umgeben. Wissenschaftler haben derartige Ströme mit Hilfe von Mikroelektroden in der zellumgebenden Flüssigkeit messen können.

Der drahtlose Herzschrittmacher

Den drahtlosen Herzschrittmacher gibt es bereits. Er wirkt durch Aussendung magnetischer Impulse, die das Gehirn und damit den Herzschlag beeinflussen

Amerikanische Konstrukteure haben übrigens Ende der achtziger Jahre einen »drahtlosen Herzschrittmacher und Schmerzlöser« unter der Nummer 4.889.526 zum Patent angemeldet. In der Beschreibung hieß es: »Die Erfindung stellt eine nichtinvasive Methode dar. Durch Aussendung magnetischer Impulse, die biologisches Gewebe und damit alle Bereiche des Körpers durchdringen, werden die Bereiche des Mittelhirns und des Hypothalamus stimuliert, die das Herz beziehungsweise den Schmerz steuern.« Insgeheim stellten die Amerikaner noch ganz andere Apparaturen her. Während die Russen an Waffen bastelten, die in der Lage waren, den Feind mit Hilfe von starken Mikrowellen regelrecht zu kochen, arbeiteten amerikanische Konstrukteure an Waffen, die schwache magnetische Felder einsetzten.

Auf der einen Seite berichteten amerikanische Magazine wie der »Enquirer«: »Russland steckt tief in der Entwicklung von Methoden, die Mikrowellen benutzen, um Krankheiten auszulösen, den Verstand der Menschen unter Kontrolle zu bringen und Menschen zu töten.« Zum Beweis wurde ein Versuch zitiert, bei dem es gelang, mit Mikrowellen den Herztod bei Fröschen herbeizuführen. Andererseits berichtete der Physiker E. Del Giudicce von der Universität Mailand über die Möglichkeit, mit Elektromagnetismus bei Lebewesen Blutgerinnsel hervorzurufen. Die elektrischen Wellen nehmen nach Giudicces Darstellung Einfluss auf das Fibrinogen (eine wichtige Komponente der Blutgerinnung) und fördern dadurch das Zusammenkleben der Blutplättchen. Das kann zu einem Blutgerinnsel, also einer Embolie und damit zu einem Herzinfarkt oder Schlaganfall führen.

Angst vor dem ferngesteuerten Infarkt

Kein Wunder, wenn sich einer der Söhne des irakischen Diktators Saddam Hussein in der Bagdader Zeitung »Babel« öffentlich beschwerte: Die amerikanischen Geheimdienste versuchten, seinen Vater zu töten, indem sie mit Hilfe von »Psychotronics and Biocummunication« ferngesteuert ein Blutgerinnsel im Herzen oder Gehirn seines Vaters bewirken wollten.

Dass es sich bei alldem nicht um komplette Sciencefiction und auch nicht um schlechte Witze handelt, beweist das Zitat des Wissenschaftlers Samuel Kosov, der an der berühmten Johns Hopkins Universität in Baltimore/USA tätig ist und der die Schlussrede bei einer wichtigen amerikanischen Konferenz über die »Nonlinear Electrodynamics in Biological Systems« hielt: »Die Konferenz hat gezeigt, dass elektrische Felder ein Schlüsselinstrument zur Kontrolle lebender Zellen darstellen. Ihre Möglichkeiten in sozialer, ökonomischer und militärischer Hinsicht sind unermesslich. Das, was wir hier gehört haben, ist für unsere Nation nicht weniger bedeutsam als die Aussichten, die sich im Jahr 1939 für die Physiker ergaben, denen die lange angekündigte Spaltung des Atomkerns endlich konkret demonstriert werden konnte.«

Natürlich fehlen auch nicht die kritischen Stimmen: »Keiner redet von der Möglichkeit, dass diese Technologie zu Morden eingesetzt werden kann, was von keinem Gericht jemals beweisbar wäre«, hieß es.

Es redete auch keiner davon, dass Menschen an Herzanfällen oder Embolien sterben, dass Menschen in geistiger Verwirrtheit dumpf vor sich hinleben könnten, dass Menschen an unerträglichen Schmerzzuständen oder Atembeschwerden leiden oder unfähig werden könnten, jemals wieder einer ordentlichen Arbeit nachzugehen.

Eines beweisen uns die hier dargelegten Fakten: Wir müssen die Wirkungen der Elektrizität auf den Körper ernster als bisher nehmen. Die Militärs und Geheimdienste tun es schließlich auch. Und

Strom als lautlose Waffe. Saddam Hussein beschuldigte die Amerikaner des Versuchs, ihm mit Elektrizität aus der Ferne einen Herzinfarkt beizubringen

die selbstgerechten Stimmen, die bisher kategorisch jede Form von Beeinflussung von Mensch, Tier und Pflanze durch Elektrosmog in Abrede stellen, sollten künftig vielleicht etwas mehr Zurückhaltung üben.

Denn eine vom Keller bis unters Dach elektrifizierte Welt, in der Radiosender Hähnchen grillen, elektromagnetische Felder Missgeburten hervorrufen und Hochspannungsleitungen die Bienen in den Wahnsinn treiben, dürfte noch einige Überraschungen mehr bereithalten. Auch wenn die Wissenschaft dies bisher vielleicht noch nicht anerkennt – weil es angeblich noch nicht durch doppelblinde Studien hieb- und stichfest bewiesen ist.

Sferics –

Elektro

der schmerzhafte spuk

An bestimmten Tagen hatten die Patienten besonders häufig epileptische Anfälle. Es waren die Tage, an denen die Atmosphäre besonders reich an »Sferics«, also an wetterbedingten, elektrischen Impulsen, war.

Sferics und epileptische Anfälle

Die Wissenschaftler des Max-Planck-Instituts für Biochemie in Martinsried sammelten die Daten von sechs Epileptikern, die häufig Anfälle erlitten. Hinterher verglichen sie die Anfallhäufigkeit mit den Wetterdaten und fanden bestätigt, was sie schon vermutet hatten: Sferics, jene schwachen, elektrischen Impulse, erhöhten ganz offensichtlich die Anfallshäufigkeit.

Was die Wissenschaftler ebenfalls feststellten: An Tagen mit hoher Sferics-Aktivität veränderte sich auch die Durchlässigkeit von Gelatine für Eisenchlorid-Ionen. Gelatine wird bekanntlich aus organischem Bindegewebe gewonnen und dient als wichtiger Stoff bei der Herstellung der Druckformen für Tiefdruckverfahren. Die Experten in Druckereibetrieben wissen sehr gut, dass an bestimmten Tagen die Qualität des Drucks zu wünschen übrig lässt – es wurde vermutet, dass dies etwas zu tun hat mit der Durchlässigkeit der Gelatine.
Messungen haben tatsächlich ergeben, dass an Tagen, an denen eine besondere Häufung von elektromagnetischen Sferics-Impulsen (10-kHz-Bereich) zu registrieren ist, auch eine Verschlechterung der Durchlässigkeit der verwendeten Gelatine festgestellt werden kann. Umgekehrt verbessert sich die Druckqualität, wenn ausschließlich Sferics im 27-kHz-Bereich auftreten. Das war jedenfalls der Hinweis darauf, dass elektrisches Wettergeschehen Lebewesen beeinflusst – selbst noch nach deren Tod.

Wie Sferics wirken

Schon vor dem Zweiten Weltkrieg waren Wissenschaftler auf die elektrischen Vorgänge in der Atmosphäre aufmerksam geworden und hatten entsprechende Beobachtungen vorgenommen. Immer erstaunlichere Erkenntnisse wurden im Laufe der Zeit gewonnen:

• An Tagen mit hoher Sferics-Intensität registrierten Amputierte besonders häufig heftige Phantomschmerzen – also Schmerzen, die sie in dem nicht mehr vorhandenen amputierten Arm oder Bein spürten.

Wenn's in der Ferne häufig blitzt, spüren Amputierte Schmerzen in dem nicht mehr vorhandenen Arm oder Bein. Die Ursache heißt »Sferics« (aus dem Englischen: Atmospherics)

- Hirnverletzte hatten Schmerzen, wenn die Sferics-Aktivität zunahm. Und zwar immer schon eine ganze Zeit, bevor ein tatsächlicher Wetterwechsel erfolgte. Luftdruck, Temperatur oder Feuchtigkeit konnten also nicht die Auslöser dieser Beschwerden sein.

- An Tagen, an denen intensive Sferics gemessen wurden, wies die Todesstatistik bis zu 25 Prozent mehr Sterbefälle auf als an Tagen mit »elektrischen Ruhelagen«.

- An Sferics-Tagen wurden allerdings auch mehr Babys geboren als sonst: Die Statistik zeigte ein Plus von 6 Prozent.

- Betriebsunfälle passierten an Tagen mit hoher Sferics-Aktivität überdurchschnittlich häufig: bis zu 25 Prozent öfter als an Tagen ohne starke Sferics.

- Auch die Zahl der Verkehrsunfälle stieg mit der Häufigkeit der elektrischen Wetterimpulse enorm an: um 30 bis 40 Prozent über dem statistischen Mittel, während an Tagen mit besonders niedriger Sferics-Aktivität die Zahl der Verkehrsunfälle um 20 bis 30 Prozent unter den mittleren Wert absank.
  Die Ursache für das gehäufte Unfallgeschehen war bald entdeckt. Der Münchner Wissenschaftler Prof. Herbert L. König wies durch Untersuchungen der Reaktionszeit von Testpersonen nach, dass die Reaktionsschnelligkeit des Menschen bei verstärkter Sferics-Tätigkeit deutlich abnimmt. Wurde im Labor die Intensität der Sferics verringert, verbesserte sich auch die Reaktionszeit wieder.

Wenn es besonders viele Sferics-Impulse gibt, steigt die Zahl der Verkehrsunfälle sprunghaft um 30 bis 40 Prozent an. Manche Menschen spüren Sferics noch über Entfernungen von 2000 Kilometern hinweg

Wie Sferics entstehen

Sferics sind elektromagnetische Signale mit Wellencharakter. Sie entstehen vorwiegend durch Blitze, können aber auch durch starke Wetterverschiebungen, etwa durch Warm- oder Kaltfronten, durch so genannte Aufgleitvorgänge oder durch Föhn verursacht werden. Zumindest wurden im Vorfeld solcher Wettervorgänge auch starke Sferics gemessen, die bei Eintritt des eigentlichen Föhnwetters schlagartig aufhörten.

Blitze erzeugen einerseits ein starkes elektrostatisches Feld, das jedoch mit der Entfernung rasch abnimmt. Aber noch in unvorstellbar weiter Entfernung (400 bis 2000 Kilometer) können andererseits die Impulse von Blitzen als schwache, elektromagnetische Wellen unterschiedlicher Frequenzen gemessen werden. Von besonders sensiblen Lebewesen werden sie auch körperlich wahrgenommen.

Der Zusammenhang zwischen Sferics und Wetterumschwüngen ist bisher nicht genau geklärt. Offensichtlich kommt es, ähnlich wie bei Gewittern, zu starken elektrischen Entladungen, die sich genau wie die Blitzimpulse annähernd mit Lichtgeschwindigkeit fortpflanzen.

Fest steht jedenfalls, dass aufziehende Warmfronten ebenso wie der Durchzug einer Kaltfront von ausgeprägten Häufungen der Sferics-Intensitäten begleitet sind. Und wenn man bedenkt, welche starken Auswirkungen die Sferics auf die Gesundheit des Menschen haben, ist es auch kein Wunder, dass die Biometeorologen aufgrund ihrer statistischen Beobachtungen die Wetterfühligen in so genannte »Warmfront- und Kaltfronttypen« eingeteilt haben. Schließlich war es eine statistisch feststellbare Tatsache, dass beim Nahen solcher starker Wetterumschwünge bestimmte Krankheiten oder Beschwerden gehäuft auftraten.

Aber unter dem Aspekt, dass neben Gewittern auch Warm- und Kaltfronten, Aufgleitvorgänge und Föhnwetterlagen Sferics erzeugen, erscheint die bekannte Tabelle der witterungsabhängigen Beschwerden, die auf medizinmeteorologische Untersuchungen in Deutschland zwischen 1948 und 1976 zurückgeht, in einem völlig neuen Licht (rechte Seite).

Schon in den fünfziger Jahren wurden von Münchner Wissenschaftlern Zusammenhänge zwischen bestimmten Wetterlagen und dabei auftretenden elektromagnetischen Impulsen erkannt und statistisch nachgewiesen. Sie hatten nach Erklärungen für die Zusammenhänge zwischen Phantomschmerzen und bestimmten Wetterlagen gesucht.

Wetter und Krankheiten
(bei Wetterlagen, die mit erhöhter Sferics-Tätigkeit einhergehen)

Wettervorgang	Absinken	Aufgleiten	Warmfront	Kaltfront
Reizbarkeit	•••	–	••	–
Kopfschmerz	••	••	••	••
Migräne	•	••	-	•
Schizophrenie	•••	•••	–	–
Blutungen	•••	••	•••	–
Schlafstörungen	•••	–	•••	••
Krämpfe	•••	–	••	•••
Thrombosen	•	•••	••	–
Erhöhte Unfallzahlen	•	•••	••	–
Embolien	•	•••	•••	••
Entzündungen	–	–	•••	–
Selbstmord	••	••	•••	–
Herzinfarkt	••	•••	•••	••
Verlängerte Reaktionszeit	•	–	•••	••
Phantomschmerz	–	••	•••	•••
Depression	-	••	••	–
Herztod	–	–	•	•••
Schlaganfall	–	•	•	•••
Angina pectoris	–	•	–	•••
Frühgeburten	–	–	•	••
Epileptischer Anfall	–	–	–	••
Koliken	–	–	–	••

Zeichenerklärung: ••• = gut gesicherter Zusammenhang; •• = statistischer Zusammenhang; • = deutlicher Trend

Absinken findet statt, wenn Luftmassen in tiefere Atmosphärenschichten gelangen. Dies kommt gewöhnlich bei Hochdruckgebieten vor.

Aufgleiten wird an den Vorderseiten von Tiefs zwischen abziehender kälterer und nachziehender wärmerer Luft beobachtet.

Warmfronten bringen Regen, da sich die warme Luft beim Aufgleiten abkühlt und das enthaltene Wasser abregnet.

Kaltfronten werden von schauerartigem, kaltem, oft schnee- oder hagelhaltigem Regen begleitet.

Dabei werteten sie Messungen aus, die sie bei mehr als 300 Kaltfrontdurchgängen und annähernd 100 Warmfrontdurchgängen gewonnen hatten.

Wie sie feststellten, kündigt sich eine Kaltfront bereits drei Tage vor ihrem Eintreffen durch häufigere, intensive Sferics-Impulse an. Das Maximum der Sferics-Tätigkeit wird jeweils an dem Tag registriert, an dem die Kaltfront durchzieht. Ähnliches geschieht bei der Ankunft einer Warmfront: Zwei Tage vor ihrem Eintreffen gibt es ein Sferics-Maximum, während – im Gegensatz zur Kaltfront – beim eigentlichen Durchzug der Front nur noch eine minimale Aktivität zu verzeichnen ist.

Wie sich Gewitter bilden

Die Hauptquelle der Sferics ist jedoch die nähere und entferntere Gewittertätigkeit. Da in unserer Hemisphäre die Gewitter hauptsächlich im Sommer vorkommen, gibt es auch ein deutliches Gefälle zwischen der Sferics-Aktivität im Sommer und im Winter. Der Verdunstungsprozess, der vor allem tagsüber unter der wärmenden Sonneneinstrahlung erfolgt, spielt eine wichtige Rolle bei der Bildung von Gewittern. Feuchte, warme Luft steigt in kältere Luftschichten auf und kühlt dabei ab. Weil kalte Luft aber nicht so viel Wasserdampf aufnehmen kann wie warme, kondensiert der Wasserdampf zu feinen Tröpfchen – eine Wolke entsteht. Gewöhnlich ist die Gewittertätigkeit am späten Nachmittag und in der Nacht am stärksten. Ebenso die begleitenden Sferics-Impulse. Damit Gewitterwolken mit Blitz und Donner entstehen können, muss innerhalb der Wolke eine starke Aufwärtsströmung herrschen. Es wurden innerhalb solcher Wolken schon Windgeschwindigkeiten von 100 Kilometern pro Stunde gemessen. In großen Höhen von neun bis zehn Kilometern bestehen die Wassertröpfchen wegen der Temperatur von mehr als minus 50° Celsius nur noch aus Eispartikeln. In den Tropen können Wolken sogar bis in 20 Kilometer Höhe reichen. Nach oben sind den Wolken durch die Stratosphäre Grenzen gesetzt. Denn dieser Teil der Atmosphäre ist wieder wärmer (eine Folge der Sonnen- und der kosmischen Strahlung).

Die Turbulenzen in der Wolke wirbeln die Wassertröpfchen der unteren Schichten und die Eispartikel umeinander und schleudern sie immer wieder nach oben. Durch die Reibung beim Zusammenprall entstehen die elektrischen Ladungen. Die Teilchen mit negativer Ladung sammeln sich im unteren Teil der Wolke, am dichtesten in einer Höhe von etwa sechs Kilometern. Die positiven Teilchen bleiben im oberen Teil der Gewitterwolke. So bauen sich innerhalb der Wolke und zwischen Wolke und Erde ungeheure Spannungsfelder auf, die einige hundert Millionen Volt betragen können. Wenn die elektrische Feldstärke so groß wird, dass sie die ansonsten schlechte Leitfähigkeit der Luft übersteigt, kommt es zur elektrischen Entladung – gewissermaßen zu einem Kurzschluss zwischen Himmel und Erde.

Es gibt aber auch derartige Kurzschlüsse zwischen verschiedenen Wolken oder zwischen einer Wolke und dem allgemeinen Luftraum. Dies passiert vor allem im tropischen Bereich, wo die Wolkenuntergrenze viel höher liegt als in unseren Breiten und wo deshalb die große Entfernung zur Erde viel schwerer überbrückt werden kann.

Der Mensch wirkt wie eine große Antenne. Je wettersensibler diese Antenne ist, desto stärker reagiert er auch auf elektromagnetische Strahlen

45.000 Blitze täglich

Weltweit entstehen jeden Tag ungefähr 45.000 Blitze. Der Hauptteil der Gewitter bildet sich in den tropischen Zonen im Bereich des Äquators, zum Beispiel in Zentralafrika, in den Tropen Südamerikas, über Mittelamerika und über den ostindischen Inseln. Dort werden pro Jahr rund 200 Gewittertage registriert – in Mitteleuropa dagegen nur 20 bis 30.

Die Energie eines Blitzes wird zum einen in Wärme, zum kleineren Teil in ein elektrostatisches Feld und in Impulswellen umgewandelt. Die Wärmeentwicklung bringt die Luft zum Glühen, deshalb wird der Blitz sichtbar. Der Donner entsteht durch die Luft, die sich innerhalb von Sekundenbruchteilen auf rund 30.000° Celsius erhitzt und explosionsartig ausdehnt. Die gleichzeitig entstehenden elektromagnetischen Wellen, genannt Sferics, breiten sich in der Atmosphäre aus.

Verhalten bei Gewittern

Die meisten Menschen haben eine falsche Vorstellung davon, wie sie sich bei Gewittern verhalten müssen. Redensarten wie »Vor den Eichen musst du weichen, doch die Buchen sollst du suchen« sind alles andere als hilfreich – sie sind sogar lebensgefährlich. Möglicherweise beruhen sie auf bloßen Beobachtungen von Wirkungen der Blitzschläge. Wobei Eichen, die eine zerklüftete Rinde haben, offensichtlich stärker geschädigt werden als Buchen mit ihrer glatten Rinde.

Fest steht: Nur sehr selten werden Menschen direkt von einem Blitz getroffen. Meistens handelt es sich um einen elektrischen Schlag, den der Betroffene durch die Ausbreitung des Blitzstromes im Erdboden erhält. Je näher die Einschlagstelle, desto stärker auch die Schädigung. Deshalb sollte man in freiem Gelände nach Möglichkeit genügend Sicherheitsabstand von allen Erhebungen oder hoch ragenden Einschlagszielen wie Masten oder Bäumen einhalten. Wenn möglich, sollte eine Bodensenke aufgesucht werden.

Befindet man sich in der Nähe eines Blitzeinschlages, spielt es eine wichtige Rolle, wie weit die Füße am Boden voneinander entfernt sind. Die Stärke des elektrischen Stroms nimmt im Erdboden mit jeder Entfernung vom Einschlagort ab. Da können 60 oder 90 Zentimeter, die die Füße eines Menschen auseinander stehen, schon viel ausmachen. In dieser Entfernung ergibt sich durch die unterschiedliche Stromstärke nämlich eine so genannte Schrittspannung. Also ist es wichtig, die Füße möglichst geschlossen zu halten.

Beispiel: In 50 Metern Abstand vom Einschlagort wird eine Schrittlänge von 90 Zentimetern eine Schrittspannung von 350 bis 500 Volt ergeben. Wie sich diese Spannung auf den Menschen auswirkt, hängt auch noch vom elektrischen Widerstand des Körpers und von der Isolierung durch das Schuhwerk ab. Jedenfalls kann noch in einer Entfernung von 50 Metern vom Einschlagort des Blitzes durch diese Spannung Herzkammerflimmern ausgelöst werden.

Die Schrittspannung tritt nur dann nicht auf, wenn der Mensch mit beiden Füßen zufällig auf einer gedachten Kreislinie steht, die den Einschlagsort umgibt. Der Blitz breitet sich ja ähnlich wie Wellen in einem See aus, in den man einen Stein geworfen hat. Steht man mit beiden Füßen auf einer solchen Welle, passiert nichts. Aber da ja kein Mensch weiß, wo der Blitz einschlagen wird, tut er besser daran, sich im Ernstfall hinzuhocken und die Füße so dicht wie möglich aneinander zu setzen. Hinlegen wäre wegen der dadurch entstehenden, hohen Schrittspannung lebensgefährlich (könnte von Kopf bis Fuß bei einer erwachsenen Person eine Entfernung von 1,60 bis 1,90 m ausmachen).

Sferics reisen in einem Luftschlauch

Eigentlich müsste die Kugelform der Erde verhindern, dass diese Sferics-Wellen Hunderte oder gar Tausende von Kilometern weit reisen und dort noch gemessen werden können. Denn wenn ein Blitz in einer Entfernung von 200 Kilometern entsteht, ist wegen der Erdkrümmung normalerweise eine direkte, gerade Verbindung gar nicht möglich. Es sei denn, der Impuls würde durch die Erde hindurch geleitet. Das ist aber nicht so.

Der Blitzimpuls wird vielmehr in einem Hohlleiter, einem gewaltigen Schlauch zwischen den elektrisch leitenden Schichten – nämlich der Erdoberfläche und der Ionosphäre –, über das Hindernis der Erdkrümmung hinweggeführt. Man muss sich das vorstellen wie ein überdimensionales Lichtleiterkabel, das seine Signale ja auch über Kurven und Hindernisse herumführen kann.

Blitze erzeugen Strom, der auch um Kurven fährt. Diese Impulse rasen mit Lichtgeschwindigkeit in einem leitenden Luftschlauch um die Erde

Sferics im Interesse der Wissenschaft

Erst in den letzten Jahren haben sich Wissenschaftler in München, Karlsruhe und Gießen wieder verstärkt der Erforschung der biologischen Wirkungen von Sferics zugewandt. Das hat damit zu tun, dass es heute Messverfahren gibt, die es möglich machen, die sehr schwachen elektromagnetischen Wetterimpulse – und sogar deren Herkunft – zu messen. Außerdem hat an der Münchner Universität Prof. Hans- Dieter Betz ein Verfahren entwickelt, Sferics künstlich im Labor zu erzeugen und auf den Menschen einwirken zu lassen. Mit diesem Verfahren arbeiten auch Wissenschaftler an der Universität Gießen.

Früher sind immer nur Aufzeichnungen durch so genannte Blitzortungssysteme gemacht worden. Die messen die Einschlagsorte von Blitzen. Damit lässt sich aber noch keine Wechselwirkung zwischen Sferics und bestimmten Gesundheitszuständen des Menschen verfolgen.

Moderne Messverfahren bedienen sich eines trigonometrischen Messens, wenn es um die Ortung von Blitzereignissen geht. Wenn zwei weit von einander liegende Messstationen wie zum Beispiel Garching und Gießen das gleiche Signal auffangen, dann lässt sich mit Hilfe einer äußerst präzise gehenden Atomuhr die Zeitdifferenz feststellen, mit der der betreffende Impuls bei den Stationen eingetroffen ist. Und aus dieser Zeitdifferenz lässt sich exakt die Entfernung des elektrischen Wetterereignisses berechnen, das sich mit einer Geschwindigkeit von 300.000 Kilometern pro Sekunde fortpflanzt. So können auch noch Blitze, die in 1000 Kilometern Entfernung stattfinden, geortet werden. Die Quellorte können wichtig für die Feststellung sein, ob bestimmte regionale Wetterlagen als Aktivitätsherde für Sferics einzustufen sind.

Für die Beurteilung der Wirkung auf biologische Systeme ist der Quellort der Sferics gar nicht von großer Bedeutung. Denn wenn die gesamte eintreffende Strahlung an einem Ort wie München gemessen wird, lassen sich schon daraus so genannte Korrelationsstudien machen: Es lässt sich beispielsweise feststellen, ob die Zahl der Verkehrsunfälle, der Herzinfarkte oder der Schmerzereignisse in Kliniken, ob die Kauflust der Kunden in Supermärkten, die Ausleihquote in öffentlichen Büchereien oder die Zahl der Museumsbesucher in irgendeinem bemerkenswerten Zusammenhang mit den Sferics stehen.

Kopfschmerz durch Sferics

Die Gießener Forschergruppe hat mittlerweile auch unmittelbare Wirkungen der Sferics auf wetterfühlige Frauen untersucht, die regelmäßig unter Migräneattacken oder Spannungskopfschmerzen leiden.

Ein Teil von ihnen wurde im Testlabor für zehn Minuten dem Einfluss von Sferics ausgesetzt, der Rest der Frauen erhielt unter Laborbedingungen keine Beeinflussung. Obwohl es durch die Behandlung nicht unmittelbar zur Entwicklung von Kopfschmerzen kam, waren die Ergebnisse doch äußerst interessant: Die Gehirnstromkurven (EEG) der Testpersonen zeigten ganz deutlich, dass sich unter Sferics-Einfluss die Tätigkeit der Gehirnwellen veränderte: Die Alpha-Wellen nahmen erheblich zu.

Alpha-Wellen sind die Gehirnströme im Frequenzbereich zwischen 8 und 13 Hz. Darunter fällt auch die Frequenz, die man als »Lebensfrequenz« bezeichnen könnte und von der gleich noch die

Rede sein wird. Alpha-Wellen treten vorrangig in Zuständen der Entspannung und nachlassender Konzentration auf.

Auch in den Labors der Münchner Universität wurden solche Tests gemacht. Prof. Hans-Dieter Betz:

»Wir haben untersucht, ob Menschen auf Sferics reagieren. Wir haben dazu eine eigene Bestrahlungskammer entworfen, so dass es uns definitiv möglich war, die natürlich auftretenden Strahlungsimpulse präzise künstlich nachzubilden – sowohl in der Impulsform als auch in der Stärke. Wir haben Gewitter simuliert, die im Umkreis von etwa 100 Kilometern auftreten. Die Frage, die wir uns stellten, war: Können wir denn überhaupt eine biologische Wirkung nachweisen?

Denn das war in der Wissenschaft sehr umstritten. Der Mensch hat schließlich eine Reihe von bekannten Sinnesorganen, aber keines davon ist ein Sinn für elektromagnetische Strahlungen. Aber bekannt ist dennoch, dass der Mensch wie eine große Antenne wirkt. Er ist leitfähig. Und das legt den Schluss nahe, dass er auf elektromagnetische Strahlungen reagiert. Die Frage ist nur, wie sich das biologisch äußert und auswirkt.«

Es gab zwei Gruppen von Testpersonen: Eine Gruppe von Wetterfühligen, die allesamt wegen ihrer Probleme in ärztlicher Behandlung waren; und eine zweite Gruppe von jungen, gesunden Studenten. Die Testpersonen verbrachten eine halbe Stunde in der Versuchskammer. Ein computergesteuerter Zufallsgenerator übernahm die Steuerung der Sferics-Impulse, sodass weder die Versuchspersonen noch die Wissenschaftler wussten, wann Impulse kamen. Gehirnstromkurven und das Sferics-Programm wurden jedoch für die spätere Auswertung genau aufgezeichnet.

Bei der Auswertung zeigte sich, dass die Gruppe der Wetterfühligen ganz deutliche Effekte zeigte zwischen bestrahlten und nicht bestrahlten Phasen. Bei den gesunden, nicht wetterfühligen Studenten traten ebenfalls Sferics-Effekte auf, aber in deutlich schwächerer Form.

Damit ist nun nicht der wissenschaftliche Beweis erbracht, dass Wetterfühligkeit grundsätzlich von Sferics bewirkt wird. Aber immerhin ist bewiesen, dass Sferics die Gehirnströme verändern können. Da die Versuchskammer gegen alle möglichen äußeren Einflüsse abgeschirmt war, kann es sich dabei auch nicht um Wirkungen handeln, die auf anderen Ursachen als den Sferics, also etwa auf dem Einfluss des Erdmagnetfeldes, beruhen.

Als Wissenschaftler gestattet sich Prof. Betz nicht, aus diesen Ergebnissen weiter gehende Schlüsse zu ziehen. Auch wenn dies nahe läge.

Gehirnstrom und Sferics: Verwandtschaft der Wellenlängen

Die Entstehung des Lebens verdanken wir höchstwahrscheinlich der 10-Hertz-Frequenz der Erdatmosphäre. Diese Welle hat toter Materie den Lebensfunken vermittelt

Es gibt zum Beispiel eine auffällige Übereinstimmung zwischen bestimmten Frequenzen der Gehirnströme und denen der Sferics. Die Wissenschaftler des Ecolog-Institutes in Hannover berichten in ihrem Buch »Risiko Elektrosmog« darüber: »Heute herrschen in der Atmosphäre Sferics mit Frequenzen im Bereich von 7 und 40 Hz vor. Die Frequenzen der Gehirnströme liegen in der Regel zwischen 1 und 30 Hz. Wegen dieser Überschneidung schreibt man den Sferics eine besondere biologische Bedeutung zu. Man nimmt an, dass sie vor allem das psychische Befinden stark beeinflussen, auch wenn die elektrischen Stromdichten, die das Gehirn selbst erzeugt, nachweislich wesentlich größer sind als jene, für die Sferics verantwortlich sind.«

Die Frequenz von 10 Hz, die sowohl bei Sferics als auch bei den Gehirnströmen vorkommt, gilt für manche Wissenschaftler sogar als die ursprüngliche »Lebensfrequenz«. Nach einer interessanten Theorie über die Entstehung des Lebens entspricht der Umfang des elektrisch leitenden Erdkerns ziemlich genau der Wellenlänge einer elektromagnetischen 10-Hz-Welle. Das ist die Grundwelle, die sich mit der Veränderung der Erdatmosphäre selbst ebenfalls veränderte. Die Theorie geht nun davon aus, dass elektrische Entladungen zwischen der Ionosphäre und der Erde in grauer Vorzeit im Bereich der 10-Hz-Welle durch eine Resonanzwirkung verstärkt worden seien. Diese verstärkte Frequenz habe der toten Materie den Lebensfunken vermittelt – womöglich im

Zusammenwirken mit Wärme, Licht, UV-Strahlung und chemischen Vorgängen.

Wie auch immer wir diese Theorie bewerten: Mensch und Tier sind noch heute besonders empfindlich für diese 10-Hz-Frequenz.

Sferics beeinflussen Hormone

Außerdem ist bekannt, dass Gehirnströme und das Hormonsystem in engem Zusammenhang stehen. Einerseits steuert die Thalamusregion im Zwischenhirn die Aktivität der Großhirnrinde (welche im EEG gemessen wird). Andererseits werden im benachbarten Hypothalamus, dem vegetativen Zentrum des Gehirns, die elektrischen Impulse des Gehirns in Signale an das Hormonsystem des Körpers umgewandelt. Körperliche und seelische Belastungen führen zur Freisetzung von Adrenalin, zur Mobilisierung aller Kräfte. Andere Signale erhöhen die Bereitschaft für Schlaf, eine dritte Art von Signalen kann Botenstoffe freisetzen, die zu einer erhöhten Gerinnungsfähigkeit des Blutes führen. Eine der vielen Studien zum Thema Sferics hat ganz klar gezeigt, dass eine dreistündige Einwirkung von Impulsen mit 10-Hz-Frequenz bei Testpersonen die Blutgerinnung drastisch erhöhte.

Auf diese Weise könnte auch die verstärkte Neigung zu Herzinfarkten, Thrombosen, Herztod und Schlaganfall an Tagen mit hohen Sferics-Intensitäten zu erklären sein. Erwiesen ist jedenfalls, dass an Tagen, an denen besondere Eruptionen auf der Sonne stattfinden, auch intensive Sferics-Impulse zu messen und besonders viele Todesfälle und Selbstmorde zu registrieren sind.

Das System der Hormone und Botenstoffe des Körpers ist sehr empfindlich. Einerseits können allein Stress oder Trauer schon so starke Wirkungen entfalten, dass Menschen schwere Krankheiten entwickeln. Andererseits kann eine Störung des Systems auch helfen. Schlafentzug ist z. B. gezielt als Therapie gegen Depressionen einsetzbar. Denn durch den Schlafentzug werden – wenn die betreffende Person dann endlich schlafen darf – die traumreichen REM-Schlafphasen und damit der Abbau von Serotonin verhindert, während gleichzeitig eine erhöhte Freisetzung des Gehirnbotenstoffes Dopamin bewirkt wird. Im Kapitel über die Aktivitäten der Geheimdienste wurde bereits berichtet, dass elektromagnetische Felder zu einer deutlichen Veränderung der Serotonin- und Dopamin-Gehirnchemie führen können.

So ist es auch nahe liegend, dass Veränderungen des elektrischen Geschehens in der Atmosphäre auf dieses empfindliche System Einfluss nehmen.

Schwacher Impuls – große Wirkung

Wie kann es aber sein, dass so unvorstellbar geringe Ströme einen solchen Einfluss haben können auf Lebewesen? Und dass möglicherweise viel stärkere Impulse wirkungslos bleiben? Man muss sich nur einmal vorstellen, dass das natürliche Magnetfeld der Erde, dem ja auch viele Wissenschaftler die Wirkung auf den Menschen absprechen, immerhin 5.000 mal stärker ist als der durchschnittliche Sferic! Impulse, die aus sehr weiter Ferne herankommen, bringen nur ein Fünfzigtausendstel der Stärke des Erdmagnetfeldes.

Nur zum Vergleich: Magnetfelder, die uns im Alltag umgeben	
Elektrische Lokomotive	2.000.000 µT
Kopfhörer	bis 1.000.000 µT
Telefonhörer	350 bis 1.000.000 µT
Kernspintomograph	1.000.000 µT
In der Straßenbahn	80.000 µT
Natürliches Magnetfeld der Erde	50.000 µT
Sferics	0,005 µT
(Mikrotesla – abgekürzt µT – ist die Maßeinheit für die Stärke magnetischer Felder)	

Dass Sferics überhaupt eine Wirkung haben, könnte auf einem Mechanismus beruhen, der ähnlich funktioniert wie unterschiedliche Berührungen auf der Haut: Eine ganz leichte Berührung verursacht ein Kitzeln, etwas stärker ausgeführt wird sie zum Streicheln, ein richtig festes Zupacken wird wiederum als Griff empfunden, der bei noch größerem Kraftaufwand Schmerzen bereitet und im Falle einer raschen Ausführung als Schlag oder Ohrfeige empfunden wird. Fünf unterschiedliche Berührungen der Haut mit unterschiedlich aufgewendeter Kraft und Schnelligkeit erzeugen also fünf völlig unterschiedliche, teilweise sehr gegensätzliche Gefühle.

Der russische Forscher Alexander Presman hat herausgefunden, dass sehr schwache Impulse oder Felder eine entscheidende Rolle bei der Steuerung von biologischen Vorgängen spielen. Die Art und Größe der Veränderungen, die bei einer Behandlung von Teilen des Nervensystems mit elektromagnetischen Feldern erzielt werden, sei unabhängig von der Stärke der Felder. Presman bezeichnete es als charakteristisch, dass vor allem das zentrale Nervensystem viel stärker auf niedrige Feldintensitäten reagiert als auf hohe. Er berichtet von Versuchen, bei denen Wirkungen ausschließlich bei geringen Feldstärken auftraten; wenn diese gesteigert wurden, gab es überhaupt keine Reaktionen mehr.

Prof. Betz geht noch von einem weiteren Merkmal aus, das entscheidend ist bei der biologischen Wirkung: Bei den Sferics handelt es sich nicht, wie beim Erdmagnetfeld, um einen konstanten Einfluss, sondern um kleine Spitzenimpulse. Vielleicht handelt es sich bei der Wahrnehmung dieser Sferics um einen ähnlichen Vorgang wie bei Geräuschen, die ein Hund hört, der in der Sonne liegt und vor sich hindöst. Da kann ein Hubschrauber über ihn hinwegfliegen, es lässt ihn kalt. Der Lastwagen ebenso, der auf der Straße vorbeifährt. Der Hund kümmert sich nicht um das laut aufgedrehte Radio und auch nicht um das Telefonklingeln. Aber er springt sofort hellwach auf, wenn er hört, wie sein Futternapf auf den Boden gestellt wird.

In der Technik ist die ausschließliche Reaktion auf bestimmte Stärken von Impulsen längst Alltag. Kondensatoren oder elektronische Bauteile haben die Eigenschaft, auf bestimmte Variationen von Feldgrößen zu reagieren, aber unsensibel zu sein auf sehr viel

> Das menschliche Nervensystem reagiert viel vehementer auf schwache Feldintensitäten als auf starke. Das machen die winzigen Spitzen aus, die aus der Hochebene der uns umgebenden starken Felder aufragen

größere konstante Felder. »Es ist nur naiv, wenn wir unterstellen würden, dass ein so komplizierter Organismus wie der des Menschen so etwas nicht auch könnte«, meint Prof Betz. »Ich stelle mir vor, dass die Sferics irgendeinen kleinen Mechanismus im Körper anstoßen.«

Es wird angenommen, dass Nervenfasern gewissermaßen als Antenne dienen für das Einfangen von Sferics-Impulsen. Dieses Signal wird dann weitergeleitet, führt zur Bildung von Botenstoffen am Ende von Nervenzellen und damit zur Beeinflussung des gesamten biologischen Systems. Wie bei all diesen Wetterphänomenen gibt es bei Menschen auch durch Sferics gesteigerte oder verminderte Fühligkeiten.

In einer Studie zeigte sich, dass vor allem labile Menschen, also Personen mit einer Übererregbarkeit des parasympathischen Nervensystems (Vagotoniker), auf Sferics stark reagierten. Setzte man sie Feldimpulsen aus, befanden sie sich in einem Zustand der Benommenheit, der jedoch schlagartig endete, wenn das Feld ohne ihr Wissen wieder abgeschaltet wurde.
Die Beeinflussbarkeit durch Sferics ist übrigens auch stark abhängig von der Umwelt. Denn ähnlich wie Rundfunkwellen in bestimmten geografischen Lagen nur schwer oder gar nicht empfangen werden können, ist es auch mit den Sferics. Gerade die kurzwelligen Impulse (vergleichbar dem UKW) werden durch Bodenerhebungen abgeschirmt, sodass in Täler und Senken vorwiegend langwellige Sferics gelangen. Auch die Leitfähigkeit des Bodens und die elektrische Leitfähigkeit der Luft haben Auswirkungen auf die Verbreitung der Sferics.

Was den Hamster acht Tage wach hielt

Offenbar gibt es dabei so etwas wie ein Sferics-Morsealphabet. Bei Versuchen reagierten Tiere sehr unterschiedlich auf bestimmte Impulsfolgen – was vermutlich mit der Anpassung an Witterungsvorgänge im Laufe der Evolution zu tun hat. Bemerkenswert ist ein Versuch mit einem Goldhamster, der zuerst einem Sferics-Muster ausgesetzt wurde, wie es charakteristisch im Winter auftritt. Der Hamster wurde müde und antriebslos und fiel anschließend in einen winterschlafähnlichen Ruhezustand. In einem zweiten Versuch wurde der Hamster einer Impulsfolge ausgesetzt, die hochsommerlichem Wetter entsprach: Der Hamster wurde sofort wach und reagierte mit einer explosiven Aktivität, die rund acht Tage anhielt.

Fest steht inzwischen auch, dass Sferics den Sauerstoffverbrauch der Lebewesen reduzieren können (bei Fehlen von Sferics-Impulsen stellten Forscher einen erhöhten Sauerstoffverbrauch und intensivierte Atmungstätigkeit ihrer Versuchstiere fest). Und nicht nur die Lungenatmung, sondern auch die Haut- und die Zellatmung werden durch Sferics-Impulse verändert. Beispielsweise führten Schlechtwetter-Sferics dazu, dass die Atmung von Leberzellen um 42 Prozent zurückging.

Die Blutgerinnung nimmt unter dem Einfluss von Sferics zu, was aus den Herzinfarkt-Statistiken bekannt ist. Dieser Effekt konnte jedoch auch bei Versuchen im Labor erzielt werden. Wurden Versuchspersonen unter den Einfluss künstlicher Sferics gebracht, nahm die Gerinnungsneigung des Blutes zu. Am deutlichsten allerdings, wenn die elektrischen Impulse plötzlich komplett abgeschaltet wurden, was etwa dem atmosphärischen Zustand bei Föhn entspricht. Im Übrigen wurde die Änderung der Blutgerinnung auch durch hohe Raumtemperaturen begünstigt.

»Es darf mit Sicherheit vermutet werden, dass bei zunehmender körperlicher Labilität die durch das Elektroklima verursachten Blutgerinnungsstörungen pathologische Werte erreichen können und eine derartige Entgleisung eventuell bereits nach Stunden einzutreten vermag«, stellt Prof. König fest. Die sprunghaft ansteigende Zahl von Herzinfarkten und Schlaganfällen bei bestimmten Wetterlagen gibt ihm jedenfalls recht.

Setzt man einen Hamster einem Muster von winterlichen Sferics-Impulsen aus, fällt er in den Winterschlaf. Wird Sommer simuliert, bleibt das Tier acht Tage lang superaktiv

lonen:
Das Glück

liegt in der Luft

Man sieht sie nicht, man hört sie nicht, man riecht sie nicht, man schmeckt sie nicht und man fühlt sie nicht. Und doch sind sie da. Und sie haben ungeahnte Wirkungen: die denkbar winzigsten, elektrisch geladenen Teilchen in der Luft, genannt Ionen.

Elektrische Ladung
in jedem Atemzug

Sie töten Bakterien und Pilze ab, sie lassen Pflanzen besser wachsen, regen Bienen zur Heimkehr vor Gewittern an, lassen Seidenraupen eifriger spinnen, machen den Menschen ruhiger und versorgen ihn besser mit Sauerstoff, sie sind aber auch das Geheimnis der Hochgefühle und Beschwerden, die der Föhnwind bei vielen Menschen auslöst.

Hat ein Molekül ein Elektron zu wenig, ist es ein positives Ion. Hat es eines zu viel, ist es negativ geladen. Solche Ionen töten Bakterien, lassen Seidenraupen schneller spinnen und die Pflanzen schneller wachsen

Dies sind nur ein paar der vielen Wirkungen, die Wissenschaftler bisher den Ionen nachgewiesen haben.
Ionen entstehen, wenn Atome oder Moleküle Elektronen verlieren oder erhalten – beispielsweise durch äußere Einflüsse wie radioaktive Strahlung aus dem Boden oder aus dem Weltall, durch Höhenstrahlung (UV), durch mechanische Teilung von Wassertröpfchen, durch Reibung von Wasserdampf oder Luftpartikeln infolge von Wind oder Sturm.

Hat ein Molekül ein Elektron zu wenig, ist es positiv geladen (Kation); hat es eines zu viel, handelt es sich um ein negatives Ion (Anion). Es dauert nur eine Zehntausendstel Sekunde, bis sich weitere – in diesem Fall neutrale – Moleküle an ein solches, elektrisch geladenes Molekül anlagern.

Bei den so genannten Kleinionen, von denen hier hauptsächlich die Rede sein soll, handelt es sich vor allem um Ionen von Gasmolekülen, etwa des Sauerstoffs oder des Stickstoffs; diese bestehen dann aus Gebilden von acht bis dreißig Molekülen. Sie sind sehr beweglich und werden deshalb auch »schnelle Ionen« genannt.

Bei den Großionen handelt es sich um relativ träge, größere Partikel, die beispielsweise entstehen, wenn ein Staubkorn oder ein Rußpartikel ein ionisiertes Molekül auffängt. Großionen werden wegen ihrer Trägheit sehr rasch neutralisiert und wegen ihrer Größe schon in der Nase oder in den äußeren Atemwegen von den Schleimhäuten oder Flimmerhärchen abgefangen; sie spielen für die Gesundheit eine untergeordnete Rolle – von Allergien vielleicht einmal abgesehen.

Luftverschmutzung ist der Tod der Ionen

Ionen neigen sehr dazu, sich rasch wieder zu verbinden, um ihren Mangel oder Überschuss an Elektronen auszugleichen. Die so genannten Radikalionen, besser bekannt unter dem Begriff »Freie Radikale«, gehören auch zu den Ionen – allerdings zu den weniger erwünschten, da sie nämlich in ihrem Drang, sich zu neutralisieren, im Körper Zellen schädigen und Defekte an den Erbinformationen hervorrufen können.

Treffen sich jedenfalls ein positives und ein negatives Ion, dann tun sie sich sofort zusammen und werden gemeinsam neutral. Ionen mit gleicher Ladung sind dagegen wie gleiche Magnetpole: Sie stoßen sich gegenseitig ab.

Allerdings muss man bedenken: In einem einzigen Quadratzentimeter Luft befinden sich durchschnittlich 400 bis 500 elektrisch geladene Ionen, und zwar in einem Verhältnis von fünf positiven zu vier negativen. Dem stehen im gleichen Raum rund drei Milliarden ungeladene Moleküle gegenüber.

Das ist jedenfalls der durchschnittliche Wert, der für die Luft über Europa, Amerika und dem Atlantik zutrifft. Auf dem Festland werden zwar viel mehr Ionen als über dem Meer gebildet, da die radioaktive Strahlung des Bodens als Ionenerzeuger zu der Strahlung aus der Luft hinzukommt; die Bodenstrahlung fällt über dem Meer natürlich weg. Aber da die Luft über dem Meer viel sauberer ist, werden weniger entstandene Ionen durch Schmutzpartikel, Staub, Rauch und Ruß abgefangen, in Großionen verwandelt und rasch neutralisiert. So kommt es etwa zum gleichen Ionengehalt der Luft über Land und Meer.

Ein Kleinion existiert nur eine bis vier Minuten lang. Je sauberer die Luft, desto länger ist die Lebensspanne eines Ions

Wie bereits gesagt, ist dieser Gehalt abhängig von der Luftverschmutzung, und somit sehr stark veränderlich – entsprechend steht es auch mit dem Wohlbefinden des Menschen, auf das diese Kleinionen eine enorme Auswirkung haben.

Der Ionengehalt der Luft ist abhängig von äußeren Faktoren wie Luftdruck, Feuchtigkeit, Windstärke und Temperatur.
Schon das mag einige der biologischen Wirkungen erklären, die bei veränderten Witterungsfaktoren auftreten.
Je sauberer die Luft, desto länger »leben« die Ionen und desto mehr sind auch vorhanden. Die Kleinionen existieren ohnehin nur für die Dauer von 50 Sekunden bis maximal vier Minuten.

Die Luft in Großstädten, die beispielsweise zehnmal so viel Schadstoffpartikel aufweist wie saubere Luft in der grünen Natur, enthält oft nur 80 bis 100 Ionen pro Kubikzentimeter, also nur ein Zehntel der normalen Luft. In klarer Bergluft beispielsweise können bis zu 2000 Ionen im Kubikzentimeter Luft enthalten sein, in einem überheizten, schlecht gelüfteten, verrauchten Zimmer nur 10 bis 30.

Wasserfälle halten den Ionenrekord

In der unmittelbaren Nähe von Wasserfällen werden die höchsten Konzentrationen von negativen Ionen gefunden (denen die größten gesundheitlichen Wirkungen zugesprochen werden). Im österreichischen Kurort Badgastein, der durch seine beiden Wasserfälle bekannt ist, wurden bis zu 37.000 Ionen pro Kubikzentimeter gemessen. Das ist auf die ionisierende Wirkung der durch den Wasserfall physikalisch gespaltenen Wassertröpfchen zurückzuführen. Höchstwahrscheinlich beruht auch die nachgewiesene gesundheitliche Wirkung eines Aufenthaltes von kranken Personen in so genannten Radon-Bergwergsstollen mit auf der an solchen Orten erhöhten Ionisation der Luft. Ein kurzfristiger Aufenthalt kann durchaus positive Gesundheitswirkungen haben, während eine dauerhafte, jahrelange Einwirkung von Radon erwiesenermaßen das Lungenkrebsrisiko drastisch erhöht.

Dass Waldluft so wohltuend wirkt, ist ebenfalls nicht nur auf die Kühle und auf das erhöhte Angebot von Sauerstoff zurückzuführen, das Bäume bereitstellen, wenn sie Kohlendioxid verbrauchen und stattdessen reinen Sauerstoff an die Umwelt abgeben. Wissenschaftler haben Messungen vorgenommen, wonach vor allem Nadelbäume eine beachtliche Menge negativer Ionen in die Umwelt absondern.

Das faule Geschäft mit den Ionen

Das Wissen über den enormen Einfluss von Kleinionen auf den Menschen ist übrigens nicht erst an der Schwelle zum dritten Jahrtausend gewonnen worden. Erste Erkenntnisse gab es schon im achtzehnten Jahrhundert, dass Änderungen im elektrischen Wettergeschehen auch Veränderungen im Wohlbefinden des Menschen hervorbringen, wie Ionenforscher Prof. Albert Paul Krueger berichtet. Das geht jedenfalls aus Aufzeichnungen eines Abtes namens Betholon aus dem Jahr 1780 hervor.

Ernsthaft befassten sich Wissenschaftler in Europa und Amerika auch schon in der ersten Hälfte des zwanzigsten Jahrhunderts mit dem Phänomen der Ionen. Damals gab es bereits die technischen Voraussetzungen: Messeinrichtungen, mit denen man Ionen feststellen, und Generatoren, mit deren Hilfe man künstlich Ionen erzeugen konnte. Aber kaum waren die ersten staunenswerten Berichte der Wissenschaftler über die Wirkung von Ionen auf biologische Systeme an die Öffentlichkeit gedrungen, trat der Geschäftssinn des Menschen in den Vordergrund: Schon Mitte der fünfziger Jahre kamen in Amerika Variationen von künstlichen Ionenerzeugern auf den Markt, begleitet von Anzeigenkampagnen, die Linderung und Heilung aller möglichen Leiden des Menschen versprachen. Bald sah sich die medizinische Zulassungsbehörde der USA, die »Federal Drug Administration« (FDA) genötigt, dieser unkontrollierten Geschäftemacherei Einhalt zu gebieten und den Verkauf der Ionengeneratoren im Zusammenhang mit gesundheitlichen Versprechungen zu verbieten.

Das war natürlich Wasser auf die Mühlen aller Gegner der neuen Lehren. Zudem waren einige der damaligen Studien vom wissenschaftlichen Standpunkt aus nicht sehr überzeugend ausgefallen. Vor allem wandten einige Ärzte die neue Technik mit völ-

Bäume produzieren nicht nur Sauerstoff, wenn sie Kohlendioxid in Energie umwandeln. Sie reichern die Luft auch mit Massen von negativen Ionen an

lig unbrauchbaren Geräten an, die mehr schädliches Ozon und Stickoxide als Ionen produzierten. So konnte es auch keine wirklich sauberen Studienergebnisse geben.

Bekräftigt wurde die Ablehnung der Ionentheorie durch die Absurdität, glauben zu sollen, dass diese unvorstellbar kleine Minderheit elektrisch geladener Teilchen in der Luft in der Lage sein sollte, Mensch und Tier zu beeinflussen.
Offenbar steckt schon in dem Begriff Ion (abgeleitet vom Griechischen: »Das Wandernde«) irgendetwas, das es schwer macht, daran zu glauben.

Der Entdecker der Ionen wurde vor über hundert Jahren erst mal ausgelacht. Zwei Jahrzehnte später erhielt er für seine Arbeit den Nobelpreis

Denn schon der Begründer dieses Begriffs, der schwedische Physikochemiker Svante Arrhenius, stieß auf Unmut, Widerstand und Ungläubigkeit bei seinen Professoren, als er in seiner Doktorarbeit beschrieb, wie Atome und Moleküle mit einer elektrischen Ladung durch ein elektrisches Feld bewegt werden können. Das war 1884 – damals erhielt er die schlechtestmögliche Note für seine Arbeit. 1903, also nur 19 Jahre später, bekam er den Nobelpreis für seine Forschung.

Bis heute weigern sich die meisten Wissenschaftler, den Ionen überhaupt Wirkungen auf den Körper zuzugestehen – wohingegen es gleichzeitig allgemein anerkannter ärztlicher Wissensstand ist, dass Freie Radikale im menschlichen Körper auf Dauer die Erbinformationen schädigen und Arteriosklerose fördern, ja sogar Krebs verursachen können.

Seriöse und unseriöse Ergebnisse

Natürlich gibt es bei Experimenten mit Ionen eine gewisse Schwierigkeit. Und die hat wieder einmal zu tun mit der Forderung nach Doppelblindstudien. Da beispielsweise die kosmische Strahlung (an die auch viele Wissenschaftler nicht glauben wollen) förmlich alles durchdringt und nicht, wie elektrische Felder, mit einfachen Mitteln abgeschirmt werden kann, sind Experimente »mit oder ohne Ionen« im Grunde gar nicht machbar. Es ist allenfalls möglich, wie Prof. Herbert L. König erläutert, »ein Milieu zu schaffen, das durch bestimmte Luftionen dominierend bestimmt wird.« Diese Problematik hatte auch Prof. Krueger vor Augen, als er klagte: »Die Öffentlichkeit ist leider durch einen konstanten Strom von Desinformationen über Luftionen bombardiert worden. Die meisten stammten von Geräteherstellern. Und dies ist leider passiert, obwohl heute ein achtbares Arsenal von Tatsachen zur Verfügung steht, die von ernst zu nehmenden Wissenschaftlern aus dem Bereich Biologie, Physik und Medizin erarbeitet worden sind.«

Aus diesem Grund hat der deutsche Ionenforscher Reinhold Reiter alle seriösen wissenschaftlichen Arbeiten zusammengetragen, um damit der Öffentlichkeit klarzumachen, dass hinter der Ionentheorie weit mehr steht als nur das Verkaufsinteresse der Hersteller von Ionengeneratoren.

Diese Tatsachen sind aber nie an eine breite Öffentlichkeit gelangt – nicht zuletzt, weil sie auch nie an den Wissenschaftlern vorbeikamen, die Ionen für Unsinn halten. Eines der wichtigsten Argumente heißt: Wie können Moleküle, die im Verhältnis zu den neutralen Molekülen in so geringer Anzahl vorkommen, überhaupt eine Wirkung haben?

Diese Frage stellen aber die gleichen Leute, die andererseits kein Problem damit haben, dass Allergiker schon bei einer Konzentration von 50 Pollen pro Kubikmeter Luft zu leiden beginnen. Was rein rechnerisch bedeutet, dass nur in jedem 20.000sten Kubikzentimeter der Umgebungsluft überhaupt ein einziger Pollen vorkommt, während in jedem Kubikzentimeter der Atemluft zwischen 100 (schlechte Luft) und 30.000 (Wasserfall) elektrisch geladene Ionen vorhanden sind.

Auch Freie Radikale sind Ionen

Die gleichen Leute sind es, die Freie Radikale und deren schädliche Wirkung gelten lassen – offenbar aber in Unkenntnis der Tatsache, dass es vier Gruppen von Ionen gibt:

- Atomionen
- Molekülionen
- Radikalionen
- Clusterionen

Atomionen kommen immer nur im Entstehungszustand vor, verbinden sich sofort zu Molekül- oder Radikalionen; unter Clusterionen schließlich werden Großionen, also die elektrisch geladenen Luftpartikel aus Staub oder Ruß, verstanden.
Der Unterschied zwischen den Molekülionen und den gefährlichen Radikalionen liegt in deren Tempo: Radikalionen sind etwas kleiner und bewegen sich erheblich schneller als die Ionen aus Gasmolekülen, die als Kleinionen gelten.

Die Untaten der Freien Radikale

Die Radikalionen besitzen so genannte »einsame Elektronen«, die auch »ungepaart« genannt werden. Das setzt sie in die Lage, wiederum einzelne Elektronen von anderen Molekülen abzuspalten und so in einer Kettenreaktion die Bildung immer neuer Freier Radikale hervorzurufen.
Die Gasionen mit ihren vier bis zwölf Molekülen, die hier zusammenhängen, bewegen sich langsam genug, dass sie beim Kontakt mit lebendem Gewebe nicht wie Bomben einschlagen

und Schäden verursachen. Radikalionen dagegen sind wie Geschosse und schädigen Zellwände, weil sie die darin enthaltenen, mehrfach ungesättigten Fettsäuren zerstören. Und sie können, wild wie sie agieren, die in den Zellen enthaltenen Stränge mit Erbinformationen zerschlagen. Freie Radikale werden nicht nur in der Umwelt erzeugt – beispielsweise durch UV-Strahlen und mit Hilfe von Stickoxiden und Ozon; auch das menschliche Abwehrsystem bedient sich ihrer, weil Freie Radikale eine besonders scharfe Waffe sind. Sie dienen dazu, Krankheitserreger zu zerstören. Und schließlich entstehen Freie Radikale auch durch Vorgänge im Körper, etwa durch Sauerstoffreaktionen bei der Atmung, durch Sonneneinstrahlung und durch Rauchen.

Ärzte wissen, das Ionen in Gestalt so genannter Freier Radikale beim Menschen die Erbanlagen schädigen und Krebs verursachen. Aber dass andere Ionen die Gesundheit fördern, das wollen sie nicht glauben

Diese Freien Radikale stehen in dringendem Verdacht, an der Entstehung einer ganzen Reihe schwerwiegender Krankheiten beteiligt zu sein: Rheuma, Arteriosklerose, Grauer Star, Alzheimer, Parkinson, Mongolismus und Durchblutungsstörungen des Gehirns, Immunschwäche und Krebs gehören ebenso dazu.

Die nicht so radikalen Kleinionen existieren dagegen für die meisten Wissenschaftler überhaupt nicht. Obwohl sie wissenschaftlichen Hintergrund hat, wird die Ionenlehre der Biometeorologen kurzerhand in eine Ecke gestellt mit esoterischen Lehren – etwa neben die Edelsteintherapie und die Astrologie. Und das ist schade. Denn Ionen und deren biologische Wirkung gehören ebenso handfest zu Wetter und Umwelt wie Sonnenschein, Hagel und Blitz.

Über Ionen ist mittlerweile so viel bekannt, dass es möglich wäre, in den Häusern der Zukunft das ideale Raumklima zu schaffen. Es wäre längst denkbar, Klimakammern für Depressive zu konstruieren, die ähnlich wirkungsvoll wären wie das Schlucken von Antidepressiva. Und bereits heute weiß man von der erfolgreichen Schmerztherapie für Verbrennungsopfer mit dem Ionengenerator.

Die Wissenschaftler wissen auch schon einiges darüber, wie hoch die Konzentration sein muss, um gute, biologische Wirkungen zu erzielen. Eine Dichte von 2.000 bis 10.000 Ionen (pro cm^3) ist am besten. Werden 10.000 bis 50.000 Ionen erzeugt, verbessern sich die Wirkungen nicht, sondern sie schlagen womöglich sogar in schädliche um. Werden noch höhere Konzentrationen angewendet, kann dies wiederum günstige Wirkungen zeigen. Was noch nicht klar ist: welches Verhältnis zwischen positiven und negativen Ionen herrschen muss, um optimale Ergebnisse zu erzielen.

Dass eben auch auf diesem Sektor die Dosierung eine wichtige Rolle spielt, wurde früher bei vielen Versuchen nicht beachtet. Daher konnten wohl auch bestimmte Ergebnisse von Studien bei Kontrolluntersuchungen nicht bestätigt werden.

Ionenturbulenz unter Gewitterwolken

Auch in der Umwelt spielen die Ionen ihre feste Rolle. Die Erdoberfläche hat eine negative Ladung, während die Luft über der Erde positiv geladen ist; hierbei handelt es sich um das elektrische Feld der Atmosphäre. Zwischen den beiden Polen dieses Feldes werden Ionen ständig ausgetauscht, wobei die Erde negative Ionen abstößt und positive Ionen anzieht – das ist die Attraktivität der Gegensätze in der Physik.

Bei Sturm oder Gewitter ändern sich jedoch die normalen Ionenverhältnisse. Es gelangen mehr negative Ionen in Bodennähe, und zusätzlich ändert sich die elektrische Leitfähigkeit der Luft. Jede Verringerung der Ionenkonzentration in der Luft führt auch zu einer Verringerung der elektrischen Leitfähigkeit. Bei einer Zunahme der Ionenkonzentration erhöht sie sich.

Überhaupt werden elektrische Felder stark von Ionen beeinflusst – und die Ionen wiederum durch elektrische Felder. Unter einer Gewitterwolke kann die Stärke des elektrischen Feldes durch die elektrische Ladung der Wolke bis zum Zehn- und Hundertfachen des normalen Feldes anwachsen. Entsprechend spielen darunter auch die Ionen verrückt, die mit wachsender Kraft des elektrischen Feldes von der Erde beziehungsweise von der Wolke angezogen werden.

Wie Ionen im Körper wirken

In seinem Laboratorium für die Erforschung von Air-Ionen an der Universität von Kalifornien hat Prof. Krueger untersucht, wie Pflanzen auf erhöhte Konzentrationen von Ionen reagieren. Er setzte junge Pflänzchen von Petersilie, Hafer und Kopfsalat einer stark ionisierten Atmosphäre (in einer Konzentration von 10.000 pro cm^3 Luft) aus. Die jungen Pflanzen, die positive Ionen in dieser Menge ertragen mussten, reagierten mit Wachstumsverzögerung, verringertem Fluss der Pflanzensäfte und geringerer Ausbildung von geschmeidigen, gesunden Bättern.

Ganz anders das Ergebnis, wenn Hafer und Petersilie in einer Umgebung wachsen konnten, die konzentrierte negative Ionen enthielt: Sie wuchsen um 50 Prozent schneller als normale Vergleichspflanzen, ohne dass dabei eine Veränderung der Verhältnisse hinsichtlich der Eiweißstoffe, des Zuckers oder der Chlorophyllgehalte der Pflanzen zu registrieren war.

Ionen, Enzyme und Sauerstoff

Was ist das Geheimnis dieser Vorgänge? Die Hand voll Wissenschaftler, die sich ernsthaft mit Ionenforschung beschäftigen, hat mittlerweile bereits eine ganze Menge über die Wirkungsmechanismen der Ionen herausgefunden.
Aber es ist möglicherweise erst das oberste Spitzchen der Spitze des Eisbergs.

> Negative Ionen erhöhen die Verwertung von Sauerstoff. Auf diese Weise steigern sie die Muskelkraft und verbessern die Denkleistung des Menschen

Heute ist klar, dass die Hauptwirkung der Ionen auf ihrer Beteiligung am Transport und der Verwertung von Sauerstoff beruht. Ionen beschleunigen einerseits die Aufnahme von Eisen ebenso wie dessen Verwertung mit Hilfe eisenhaltiger Enzyme im Körper. Ionen regen außerdem die Bildung eines Stoffes an, der Adenosin-Triphosphat (ATP) genannt wird. Es handelt sich dabei um den wichtigsten Energielieferanten für den zellulären Stoffwechsel, über den auch die Verwertung des Sauerstoffs in den Zellen gesteuert wird. Kein Wunder, dass Ionen auch in Verbindung gebracht werden mit gesteigerter Muskelkraft und verbesserter Denkleistung.

Der entscheidende Unterschied zwischen positiven und negativen Ionen liegt darin, dass negative Ionen den Sauerstofftransport und die Verwertung von Sauerstoff als Energie fördern; positive Ionen dagegen hemmen die Tätigkeit von Enzymen (genannt Monoamin-Oxidase), die den Sauerstoff übertragen.

Nachdem sie über die Lungen aufgenommen worden sind, entfalten positive und negative Ionen noch eine weitere gegensätzliche Wirkung: Die negativen Ionen begnügen sich damit, den Sauerstofftransport und die Energieleistung anzukurbeln. Die positiven Ionen aber gehen, wie Prof. Felix Sulman an der Hebrew University in Jerusalem festgestellt hat, eine Reaktion mit den Blutplättchen (Thrombozyten) ein, die daraufhin ein Neurohormon, und zwar den Botenstoff Serotonin, freisetzen.

Der Einfluss von Ionen auf Serotonin

Das ist eine besonders folgenschwere Reaktion, denn sie greift in viele Lebensvorgänge ein: in das Hormonsystem, in die Herz-Kreislauf-Funktion, die Atmung, in die Funktion von Gehirn und Nerven und in den gesamten Stoffwechsel.

Serotonin ist ein aus der Aminosäure Tryptophan gebildeter Nervenbotenstoff (Neurotransmitter), der unter anderem in der Milz, der Lunge, im Darmtrakt und in den Blutplättchen vorkommt. Serotonin dämpft die Nervenreizübertragung, wirkt beruhigend und schlaffördernd. Über Serotoninwirkungen werden auch die Schmerzwahrnehmung im Zentralnervensystem, die Spannung der Gefäßmuskulatur und die Spannung oder Entspannung der Muskulatur des Atmungs- und Verdauungstraktes gesteuert.

Früher wurden Hormone und Nervenbotenstoffe als zwei unterschiedliche Stoffklassen eingeteilt und behandelt. Heute sieht man sie eher als zusammenhängendes Botenstoffsystem.

Wenn beispielsweise Sferics die Hormone Adrenalin und Noradrenalin aktivieren und positive Ionen eine vermehrte Ausschüttung von Serotonin bewirken, so kann dies jeweils den ganzen Organismus und die Seelenlage des Menschen verändern. Was dabei jedoch genau passiert – dies herauszufinden ist eine Zukunftsaufgabe der medizinischen Wissenschaft.

Nur so viel: Auch bei der Arbeit dieser Neurotransmitter handelt es sich um bioelektrische Vorgänge: Wenn ein Botenstoff auf eine Zelle trifft, gelangen positiv geladene Natriumteilchen ins Zellinnere, während negativ geladene Kaliumionen die Zelle verlassen. Dadurch entsteht ein elektrochemischer Impuls, der über die Nervenbahnen blitzschnell weitergeleitet wird.

Wie das Wetter die Stimmung beeinflusst

Ebenso wie Medikamente, Rauschgifte oder halluzinative Drogen bestimmte Kontaktstellen (Rezeptoren) für solche Botenstoffe blockieren und damit die Stimmung und Laune beeinflussen können, ist offenbar das Wetter mit seinen elektrischen Einflüssen in der Lage, in diese elektrische Nachrichtenübermittlung direkt oder indirekt einzugreifen.

Bei der Depression und bei dem Einfluss von Ionen ergibt sich übrigens eine Parallele: Depression erhöht ebenso wie die Wirkung positiver Ionen das Herzinfarkt-Risiko.
Dabei handelt es sich in beiden Fällen um den gleichen Mechanismus: Denn Veränderungen bei den Botenstoffen, wie sie bei Depressionen ebenso wie bei Ionenwirkungen auftreten, verändern die Eigenschaften der Blutplättchen. Die Neigung, Blutge-

Wenn sich bei Sturm die Herzinfarkte häufen, dann liegt das an den entstandenen positiven Ionen. Sie verstärken die Gerinnung des Blutes

rinnsel zu bilden, erhöht sich, es kommt zu Gefäßverschlüssen, die einen Herzinfarkt bewirken, wenn sie in Blutgefäßen auftreten, die den Herzmuskel versorgen. Auch bei Sturm und im Vorfeld einer heraufziehenden Wetterfront wurde diese verstärkte Neigung zu Herzinfarkten beobachtet – vermutlich bringen diese Wetterlagen eine Ballung positiver Ionen mit sich.

Experten sprechen dabei vom »Serotonin-Irritations-Syndrom«, das auch eine erhöhte Bereitschaft zu Migräne, zu Schwindelzuständen, Schlaflosigkeit, Tinnitus und Phobien mit sich bringt.

Negative Ionen halten wach

Wenn Prof. Krueger in Kalifornien zusätzlich zu positiven Ionen bei Versuchstieren Serotonin injizierte, verdoppelten sich die Nebenwirkungen wie Atembeschwerden, Schwellungen der Nasenschleimhaut und Antriebslosigkeit. Dagegen konnte die Behandlung mit negativen Ionen diese Symptome rasch wieder zum Verschwinden bringen.

Bei einigen dieser Versuche ging es sogar so weit, dass Labormäuse, die mit Grippeviren angesteckt worden waren, unter dem Einfluss von positiven Luftionen starben, während die Behandlung mit negativen Ionen dazu führte, die Todesrate zu verringern. Ein besonders interessantes Experiment machten Wissenschaftler des Psychophysiologischen Instituts an der Pariser Universität. Dort wurde vor allem bekräftigt, dass Ionen eine starke Wirkung bei seelischen Störungen haben – was wiederum auf der Beeinflussung des Serotoninspiegels beruht. Negative Ionen ließen Stress besser ertragen und linderten Angstzustände. Negative Ionen hatten außerdem auf Versuchstiere die gleichen Wirkungen wie das blutdrucksenkende Mittel Reserpin, ein Alkaloid aus der Pflanze Rauwolfia, das auch gegen geistige Anspannung verabreicht wird. Die Ionen senkten den Blutdruck, doch die negativen Nebenwirkungen von Reserpin, die in depressiven Zuständen, Apathie und Lustlosigkeit bestehen können, blieben aus. Untersuchungen von Versuchstieren, die Reserpin bekamen, hatten gezeigt, dass in den Gehirnen dieser Tiere kaum noch Spuren von Serotonin, Noradrenalin und Dopamin vorhanden waren.

Negative Ionen beeinflussen den Serotoninhaushalt und die Sauerstoffversorgung im Körper günstig. Doch damit sind noch in keinster Weise die biologischen Effekte der Ionen ausgeschöpft. Zu komplex sind insgesamt die Wirkungen, die unter Ioneneinfluss gezeigt werden konnten.

Nicht jeder reagiert auf Ionen gleich

Nicht alle Menschen, so zeigten die Forschungen, reagieren gleichermaßen empfindlich auf Ionen. Dr. Kornblueh, der in den USA mehr als 20 Jahre lang Versuche mit Ionen machte, fand konstitutionelle Unterschiede bei seinen Patienten. Die körperliche und gesundheitliche Verfassung beeinflusste die Reaktion ganz deutlich. Vielleicht ist dies vergleichbar der unterschiedlichen Empfindlichkeit, die manche Menschen bei Anwendung von Schmerzmitteln zeigen. Kornblueh fand jedenfalls heraus, dass manche Menschen überhaupt nicht auf Ionen reagierten. Die meisten Testpersonen, die Reaktionen zeigten, sprachen auf negative Ionen an; nur wenige zeigten sich ausschließlich anfällig für positive Ionen.

Besonders sensitiv für Ionen sind folgende Personengruppen:
Kinder
Ältere Menschen
Personen, die unter starkem Stress stehen

Der Föhn und sein Geheimnis

Eines der rätselhaftesten Wetterphänomene ist bisher immer der Föhnwind gewesen, der in Süddeutschland und Österreich Hunderttausenden von Menschen Beschwerden oder sogar rauschhafte Zustände beschert.
Die Betonung liegt auf bisher – denn die Ionentheorie hält eine plausible Erklärung des Phänomens bereit, auch wenn die gestrenge Wissenschaft eine solche Erklärung verständlicherweise noch nicht als Beweis anerkennt. Sei's drum.

Der Föhn ist übrigens gar keine deutsche Spezialität, obgleich die wetterfühligen Deutschen seine gesundheitlichen Auswirkungen weltweit publik gemacht haben. Der Föhn ist unter gleichem Namen bekannt im Nachbarland Österreich, außerdem unter verschiedensten Bezeichnungen in weiteren 13 Ländern:

In Italien wird er **Scirocco** genannt, in Israel **Sharav,** in Ägypten **Khamsin,** in Zentralfrankreich **Autan,** auf der Mittelmeerinsel Malta **Xlokk,** in Libyen **Sharkia,** in Kalifornien **Santa Ana,** in Kanada **Chinook,** in Argentinien **Zonda,** im fernöstlichen Java **Koebang** oder **Gending,** auf Sumatra **Bohorok,** im indischen Neu-Delhi **The Desert Wind** – und so heißt er auch in den Regionen Australiens, wo er auftritt.

Unser deutscher Begriff Föhn stammt aus dem Lateinischen und ist abgeleitet von »favonius«, was schlicht und einfach (milder) »Westwind« bedeutet.

Früher hatte man angenommen, dass der Föhn mit starken elektromagnetischen Impulsen, also Sferics, einhergeht und auf diese Weise Kopfschmerz und Migräne auslöst. Heute hat sich die Ansicht durchgesetzt, dass im Vorfeld von Föhnwetterlagen starke Sferics-Aktivitäten auftreten, die jedoch während des eigentlichen Föhnwindes völlig verschwinden. Eine Rolle müssen diese Sferics für die Gesundheit aber spielen. Denn beispielsweise treten in Israel bei empfindlichen Personen bereits zwei Tage vor dem Eintreffen des Sharav Beschwerden auf. Vermutlich spielen bei der Föhnfühligkeit Sferics und Ionen in bisher noch nicht erforschter Weise zusammen.

Wie internationale Wissenschaftler feststellten, handelt es sich bei Föhn um einen extrem warmen, extrem trockenen Fallwind, der von einem wahren Gewitter positiver Ionen begleitet wird.

Föhn in Deutschland

Nun hat ausgerechnet der deutsche Ionenexperte Reinhold Reiter als Direktor des Fraunhofer-Instituts für atmosphärische Umweltforschung und Leiter einer Messstation in Garmisch-Partenkirchen mit seinen Messergebnissen die Ansicht nicht bestätigen können, dass sich bei Föhn die Zahl der Kleinionen besonders stark erhöht – zumindest nicht in Garmisch. Nach seinen Messungen erhöhte sich die Zahl der positiven Ionen von durchschnittlich 330 auf 475 pro cm^3 Luft.

Dies hat andere Forscher zu dem Schluss gebracht, dass möglicherweise die Auswirkungen des Föhns in einer Großstadt wie München völlig anders sind als in Garmisch am Fuß der Zugspitze. In Garmisch scheinen jedenfalls bei Föhn andere Umweltbedingungen zu herrschen.

Der Fallwind könnte einem Umleitungseffekt unterliegen: Die eigentlichen Föhnauswirkungen machen um manche Orte, die direkt am Fuß der Alpen liegen, einen großen Bogen.

Es ist nämlich bekannt, dass der warme Fallwind sich, ähnlich wie ein Fluss, bevorzugt Täler als Bett sucht, indem er sich von Süden nach Norden vom Kamm der Alpen in die Tiefe stürzt. Die so genannte Orographie der Täler, worunter die Geländebeschaffenheit verstanden wird, gibt dem Föhnwind dann auch seine Richtung vor.
Betrachtet man nun die Nordalpen im Großraum München, so fällt auf, dass mehrere bedeutende Taleinschnitte der Alpen mehr oder weniger geradlinig von Süden nach Norden führen: So etwa das breite Rheintal bei Bregenz ebenso wie das Inntal bei Kufstein – um nur einige zu nennen.
Die Stadt Garmisch-Partenkirchen liegt jedenfalls genau im Windschatten des Wettersteingebirges, zu dessen Massiv die Zugspitze gehört. Der Föhn dürfte Garmisch umgehen, und zwar im Wesentlichen durch die westlich und östlich verlaufenden, großen Taleinschnitte.

Nun haben die Ionenmessungen von Badgastein ergeben, dass unmittelbar am Wasserfall Konzentrationen von 37.000 negativen Ionen pro Kubikzentimeter Luft vorhanden waren; in einiger Entfernung von diesem Ort konnten aber nur noch 800/cm^3 gemessen werden.

Wenn die Ionenkonzentration jeweils so stark lokalisiert gesehen werden muss, liegt es nahe, dass Garmisch-Partenkirchen nur von einem schwachen Randeffekt des Föhns betroffen ist.
Außerdem dringt nicht jeder Föhnwind bis zum Boden hinab. Manchmal gleitet er an einer bodennahen Kaltluftschicht wie auf Glatteis ab und bewegt sich dann in einer Höhe von 200 bis 500 Metern über dem Boden nach Norden. Auch in solchen Fällen sind die Orte, die unmittelbar am Fuß der Berge liegen, kaum betroffen.

Übrigens werden gerade solche inversiven Wetterlagen von den Föhnempfindlichen im Raum München sehr gefürchtet, da sie besonders starke Beschwerden mit sich bringen – was wiederum dafür spricht, dass in solchen Fällen etwas entferntere Regionen die volle Kraft des Ionensturms zu spüren bekommen. Die Beschwerden reichen von Schlafstörungen und Asthmaanfällen über Kopfschmerzen bis hin zu Kreislaufstörungen und Herzinfarkten. Vor allem die Neigung zu Thrombosen und Embolien wurde beobachtet. Die seelischen Auswirkungen können in Abgeschlagenheit und depressiven Zuständen, aber auch in rauschhaftem Befinden bestehen.

Sharav in Israel

Dass Föhn eine Unmenge von Ionen mit sich bringt, liegt nicht nur auf der Hand, sondern wurde auch durch Messungen von Dr. Krueger in Amerika bestätigt. »Schon bevor der typische Wind zu blasen beginnt, steigen die Konzentrationen der Luftionen ebenso wie das Verhältnis positiver zu negativer Ionen an.« Messungen in Israel haben das bestätigt: Danach verdoppelt sich bereits 12 bis 36 Stunden vor dem Auftreten des Sharav die Ionenzahl in der Luft; sie steigt von 1500 auf 2600 Ionen/cm^3, und das Verhältnis von negativen zu positiven Ionen verschiebt sich erheblich zugunsten der positiv geladenen Teilchen.

Das beruht in erster Linie auf der Reibung, die der Wind erfährt, wenn er im Falle des Föhns von Südwesten her, also von der italienischen Riviera an der Südseite der Alpen emporsteigt, sich abkühlt, seinen Feuchtigkeitsgehalt abregnet, den Kamm des Gebirges überschreitet und sich beim Abstieg zunehmend erwärmt.

Da kaum mehr Feuchtigkeit enthalten ist, kommt es übrigens zu der für Föhnwetter typischen klaren Sicht. Die Reibung der zuerst feuchten, später dann absolut trockenen Luft an den Schrofen der Alpen und anschließend die Passage durch die rauen, nach Norden gerichteten Taleinschnitte führt zu einer besonders intensiven Aufladung mit Ionen.

Der israelische Wissenschaftler Prof. Felix Sulman in Jerusalem hat das dortige Gegenstück zum Föhn, den Sharav, jahrelang erforscht. Auch seinen Erkenntnissen nach handelt es sich dabei um einen stark ionengeladenen Wind, der seinen Ursprung in etwas anderen topografischen und klimatischen Bedingungen hat als der Alpenföhn. Als Wirkungen auf den Menschen hat Sulman Depressionen, Zerstreutheit, Schlaflosigkeit und Spannungszustände beschrieben. Laut Prof. Sulman wirkt der Föhn oder Sharav auf das gesamte Hormon- und Botenstoffsystem des Menschen ein.

Im Vorderen Orient gilt Föhn sogar als mildernder Umstand vor Gericht, wenn Verbrechen bei diesem Wetter begangen wurden

Khamsin in Ägypten

Das haben auch die Bewohner Ägyptens gemerkt, bei denen gelegentlich der Khamsin weht. Das ist der nordafrikanische Bruder des Föhns. In Ägypten treten bei diesem Wind gehäuft Verkehrsunfälle auf, und die Kriminalitätsraten steigen um mehr als 20 Prozent. In einigen arabischen Ländern werten die Gerichte den Khamsin sogar als mildernden Umstand, wenn Gesetzesbrecher bei ihrer Tat unter dem Einfluss des Föhnwindes gestanden haben.

Auch wenn in Zukunft noch genaue Messungen den Beweis bringen müssen, was das elektrische Geheimnis des Föhnwindes ist: Ein entscheidender Hinweis auf die Rolle positiv geladener Kleinionen ist die Tatsache, dass Föhnbeschwerden, also das »Serotonin-Irritations-Syndrom«, durch die Anwendung negativer Ionen deutlich gebessert werden können, wie Prof. Felix Sulman nachweisen konnte.

Die Ionentherapie wirkte übrigens genauso intensiv wie die Verabreichung von Serotoninhemmern. Umgekehrt ist bekannt, dass Asthmapatienten in Südkalifornien, wo der Santa Ana weht, oder im kanadischen Calgary, wo sie dem Chinook ausgesetzt sind, bei positiv ionisiertem Wind besonders häufig Asthmaanfälle erleiden.

Wie Ionen das ganze Leben beeinflussen

In welcher Weise Ionen biologische Vorgänge fördern, hemmen oder verändern können, haben Wissenschaftler rund um die Welt in den zurückliegenden Jahrzehnten in unzähligen Studien bewiesen. Allein das »Air Ion Laboratory« von Dr. Krueger an der Universität von Kalifornien hat mehr als zwanzig Jahre Forschungsarbeit in die Effekte investiert, die Ionen auf biologische Systeme von Pflanzen und Tieren haben. Dabei zeigte sich, dass immer ein bestimmtes Verhältnis von negativen zu positiven Ionen vorhanden sein muss, um Effekte zu erzielen. Noch ungeklärt ist, welches genaue Verhältnis herrschen muss, um die stärksten positiven Wirkungen hervorzurufen.

Schon in der ersten Hälfte des Jahrhunderts hatten Prof. Tchyevsky in Moskau und Prof. Dessauer in Frankfurt die Effekte der Ionen auf den Kreislauf, das Atmungssystem und die Hormonproduktion beim Menschen erkannt und beschrieben. Wichtige Erkenntnisse, etwa jene über die Beeinflussung von Serotonin, hat der Wissenschaftler Grant Gilbert an der Pacific Lutheran University in Kalifornien beigetragen. Prof. Felix Sulman von der Universität in Jerusalem hat sich intensiv mit der detaillierten Wirkung von Ionen auf die menschliche Zelle auseinander gesetzt, während Dr. Kornblueh in den USA die praktische Seite der Anwendung von Ionen bei Krankheitszuständen – insbesondere bei Asthmatikern und Verbrennungsopfern – vorangetrieben hat. Jean-Michel Oliverau vom Psycho-physischen Labor der Pariser Universität hat die Forschung über die Ionenwirkung auf das Hormonsystem erweitert. Der Londoner Ionenforscher Charles Topley hat unter anderem die Produktion von Ionen durch Bäume untersucht. Wissenschaftler der Universität von Buenos Aires in Argentinien erprobten in 80 Prozent aller Fälle erfolgreich die Ionenbehandlung von Patienten, die unter Neurosen und Angstzuständen litten. Verschiedene Asthmastudien im Zusammenhang mit Ionen wurden in den USA, in Großbritannien, Brasilien, Deutschland, Israel und Russland vorgenommen.

Ionen statt Medikamente: Eine Behandlung mit negativen Ionen wirkt bei Depressionen nachweislich genauso gut wie Antidepressiva. Und ganz ohne Nebenwirkungen

Der Begriff Luftkurort bekommt heute eine neue Bedeutung. Denn das Heilklima vieler Bäder beruht auf der Anreicherung des örtlichen Klimas mit heilenden negativen Ionen

Untersuchungen im Auftrag von Heilbädern dienten ursprünglich als Keimzellen der Forschung. In Frankreich, Italien, Deutschland und Russland wurden Studien gemacht, die übereinstimmend das Heilklima der Kurorte bestätigen konnten, in denen besonders viele negative Ionen auftreten.

Hier nur eine Auswahl der bemerkenswertesten Beispiele:

• Negativ geladene Ionen wirken wie ein **schwaches Antibiotikum:** Sie töten Bakterien und Pilze ab. Sie hemmen das Wachstum der Erreger, bewirken sogar einen tödlichen Effekt auf Keime in Wassertropfen und verringern insgesamt die Anzahl von Bakterien im Wasserdampf der Luft.

• Negativ oder positiv geladene Ionen können die **Beweglichkeit von einzelligen Lebewesen** (Protozoen) fördern bzw. hemmen.

• **Das Wachstum vieler Pflanzen** wird durch positiv und negativ geladene Ionen gehemmt bzw. gefördert. Die Anreicherung der Luft mit negativen Ionen förderte das Wachstum von Pflanzen wie Petersilie, Hafer und grünem Salat bis zu 50 Prozent.

• **Insekteneier reifen** unter dem Einfluss von negativen Ionen beschleunigt; auch das Wachstum der schlüpfenden Larven und die Bildung von wichtigen Enzymen (Katalase, Peroxidase und Cytochrom-C-Oxydase) wird durch sie gefördert.

• **Die Lernfähigkeit von Ratten** wurde in Versuchsreihen durch negative Ionen gefördert; sie bewirkten auch eine messbare Linderung bei Angstzuständen.

• **Seidenraupen** neigten unter dem Einfluss positiver und negativer Ionen dazu, sich früher als sonst zu verpuppen, **die Larven wuchsen schneller,** sie spannen sich früher und intensiver ein als Raupen unter normalen Bedingungen.

- **Blattläuse,** die negativen Ionen ausgesetzt waren, **häuteten sich früher** und intensiver als der Durchschnitt der Insekten.

- Wurden Mäuse mit Erregern von Lungenentzündung oder Grippe infiziert und dann mit einer hohen Dosis positiver Ionen behandelt, **erhöhte sich die Sterberate** deutlich.
  Setzte man Tiere stattdessen einem elektrischen Feld aus, passierte gar nichts. Hohe Konzentrationen negativer Ionen wirkten sich dagegen **senkend auf die Sterberaten** aus.
  Wurden infizierte Mäuse aber einer Luft mit sehr geringem Ionengehalt ausgesetzt – wie sie etwa der in den Innenbereichen großer Städte entspricht –, dann wurde die Sterberate am deutlichsten gesteigert.

- **Ratten** wiesen einen **erhöhten Serotoninspiegel** auf, nachdem sie intensiv mit negativen Luftionen behandelt worden waren. Unter der Einwirkung einer steigenden Konzentration negativer Ionen ergaben sich abwechselnd zunehmende und reduzierte Zustände der Aktivität – was auf unterschiedliche Reaktionen biologischer Systeme bei verschiedenartiger Ionenkonzentration schließen lässt.

- **Magen- und Zwölffingerdarmgeschwüre** konnten bei Versuchstieren mit relativ niedrigen Dosierungen – in einem Verhältnis von 5 : 1 (10.000 : 2.000 negativen zu positiven Ionen) – gebessert werden.

- **Bienen** sind unter normalen Bedingungen an der Körperoberfläche elektrisch aufgeladen. Setzt man sie während des Flugs einer erhöhten Konzentration von Ionen aus, »entladen« sie sich. In negativ geladener Luft werden sie aktiver als in einem Überschuss positiver Ionen.

- Das **Zellwachstum** wird von positiven und negativen Ionen unterschiedlich beeinflusst. Wurden Herzmuskelzellen im Labor negativen Ionen ausgesetzt, entwickelten sie sich völlig normal; Zellteilung und Wachstum waren deutlich gehemmt, wenn positive Ionen einwirkten.

Bindegewebszellen (Fibroblasten) teilten sich schneller unter negativem Ioneneinfluss, während positive Ionen den Wachstumsprozess verlangsamten.

• Menschen wiesen eine um zwölf Prozent **gesenkte Atmungsfrequenz** auf, wenn man sie einer hohen Konzentration postiver Ionen aussetzte.

• Andere Testpersonen zeigten eine Veränderung der **Intensität der Alpha-Wellen** von etwa zehn Prozent im Gehirn. Alpha-Wellen treten vor allem in Zuständen der Entspannung und nachlassenden Konzentration auf.

• **Sportstudenten** wiesen nach einer Behandlung mit künstlich erzeugten, negativen Ionen eine deutlich **erhöhte körperliche Leistungsfähigkeit** auf. In Rumänien wurden Sportler für zwei bis vier Wochen mit Ionen behandelt. Sie waren hinterher der körperlichen Anstrengung besser gewachsen; Pulsfrequenz, Blutdruck und Atemfrequenz kehrten nach der Anstregung wieder rascher als sonst zu Normalwerten zurück.

• Die **Reaktionszeit von Testpersonen** verkürzte sich um rund 7 Prozent, wenn sie einer erhöhten negativ geladenen Ionendichte ausgesetzt wurden. Die schnellere Reaktion beruhte aber nicht auf einer verbesserten optischen Wahrnehmung, sondern auf insgesamt beschleunigten Reflexen. Allerdings: Bei einigen Testpersonen verlängerte sich die Reaktionszeit – ob nun negative oder positive Ionen auf sie einwirkten.

Raucher sind häufig immun gegen die Wirkung von Ionen. Vermutlich überlagern die Schadstoffe im Tabakrauch die Ionen-Reizschwelle dieser Menschen

• Die **Unterschiede in der Ionenfühligkeit** der Menschen liegen offenbar in der sauerstoffaktivierenden Wirkung der negativen Ionen begründet.
Bei Versuchen mit Testpersonen **stieg der Sauerstoffgehalt im Blut** der einen Gruppe um 8 bis 10 Prozent an, während in einer

zweiten Gruppe von Personen der Anstieg nur zwischen 1,6 und 2,1 Prozent lag. Auffallend war, dass zu der zweiten, also der nichtreaktiven Gruppe, ausnahmslos alle Raucher unter den Testpersonen gehörten.

Möglicherweise überlagert der Tabakrauch die Reizschwelle, die Ionen für ihren Effekt benötigen. Weder positive noch negative Ionen konnten bei Rauchern eine Wirkung auslösen – sie sind sozusagen ionenimmun.

• **Blutdruck und Pulsschlag** des Menschen verändern sich unter dem Einfluss von Ionen. Vor allem bei Personen, die unter zu hohem Blutdruck leiden, zeigte sich eine deutliche Blutdrucksenkung, wenn sie negativen Ionen ausgesetzt waren. Wurden positive Ionen erzeugt, waren die Wirkungen etwas geringer, aber immer noch signifikant. Der Pulsschlag senkte sich – etwa in dem Maße, in dem die Sauerstoffzufuhr durch Ionen verbessert wurde. Ist ja auch logisch: Für die Bereitstellung der gleichen Sauerstoffmenge wird weniger Blut benötigt.

• Vor allem ergaben einige Studien, dass relativ niedrige Ionenkonzentrationen, wie sie auch bei normalen Wettersituationen auftreten, besonders prägnante Wirkungen auf die **Reaktionszeit und die Gehirnwellenaktivität** des Menschen hatten.

• Russische und amerikanische Wissenschaftler sind seit Jahrzehnten in der Lage, mit Hilfe von Ionentherapie die Beschwerden von **Pollenallergikern** zu lindern, Asthmaanfälle zu verhindern und das Blutbild positiv zu beeinflussen.

• **Migräne und Depressionen** wurden erfolgreich mit ionisiertem Wasserdampf behandelt. Dabei stellte sich heraus, dass ionisierter Wasserdampf das System des Parasympathikus im vegetativen Nervensystem anregt, das die Produktion der Stresshormone dämpft und bei Überaktivität eine beruhigende Wirkung ausübt.

- **Bei psychiatrischen Patienten** hatten die Ionen eine normalisierende Wirkung. Die Behandlung mit negativen Ionen führte zu einer Beruhigung über den Parasympathikus, außerdem zu erniedrigtem Blutdruck und zu ansteigendem elektrischem Hautwiderstand.

- Die **Behandlung von Asthmapatienten** mit Hilfe von Ionen wurde bereits kurz beschrieben. Dr. Albert Paul Krueger wies nach, dass positive Ionen die Schläge der Flimmerhärchen, mit denen die Schleimhaut der Atemwege ausgekleidet ist, verlangsamen, manchmal sogar komplett lahm legen. Außerdem führen positive Ionen zu einer Verkrampfung der Bronchien, zu einer verstärkten Serotoninproduktion in den Zellen der Bronchien und zu einer Austrocknung der Schleimhäute. Negative Ionen haben genau die umgekehrte Wirkung.

- Kopfschmerzen, verstopfte Nase, trockener Hals, Kitzeln in der Nase und Benommenheit wurden mit stark positiv aufgeladener Luft in Verbindung gebracht. Negative Ionisierung der Raumluft war bei allen Testpersonen mit angenehmen Gefühlen verbunden. Versuchspersonen, die keine besonderen Wirkungen der negativen Ionen verspürten, berichteten zumindest auch über keinerlei negative Wirkungen.

- **Bei Wetterfühligen,** die in Israel dem Föhnwind Sharav ausgesetzt waren, maßen Wissenschaftler einen deutlichen Anstieg des Serotoninspiegels im Blut – eine Folge der hohen Ladung der Luft mit positiven Ionen. Brachte man solche Patienten in ein künstliches Klima, das überwiegend negative Ionen enthielt, normalisierte sich der Serotoninspiegel wieder.

- **Ionen als Lernhilfe.** Aufmerksamkeit und Gedächtnisleistung nahmen bei Kindern erheblich zu, wenn sie unter dem Einfluss von negativ ionisierter Luft standen. Bei normalen Kindern stieg die Lernkapazität um fast 10 Prozent; bei lernbehinderten Kindern waren es mehr als 20 Prozent, bei geistig Behinderten sogar mehr als 50 Prozent.

- Aufsehen erregte eine Studie, die vor vier Jahren am »Colombia Presbyterian Medical Center« mit Patienten gemacht wurde, die an **Winterdepression** litten. Dies ist eine saisonabhängige Form der Depression, die vor allem mit unzureichender Anregung der Zirbeldrüse durch Sonnenlicht in den Wintermonaten in Verbindung gebracht wird. Bisher werden dagegen Lichttherapien und Antidepressiva verordnet. Eine hoch dosierte Behandlung mit negativen Ionen besserte jedoch die depressiven Zustände der Patienten ähnlich wie Antidepressiva der neuesten Generation (z.B. Fluoxetin) – allerdings ohne die Nebenwirkungen, die bei den Medikamenten von Alpträumen und allergischen Reaktionen über Schwindel, Sehstörungen, Gewichtsabnahme, Hautausschlag und Bauchschmerzen bis zu Verstopfung, Übelkeit und Selbstmordgefährdung reichen.

- **Ein höherer Grad des Wohlbefindens, der Ausgeglichenheit und guten Laune** lässt sich mit Hilfe von negativen Ionen erzielen. Das ergaben Studien, die bereits in den achtziger Jahren am »Air Force Aerospace Medical Research Laboratory« in Ohio beziehungsweise an der »California State University« in Sacramento gemacht wurden. In beiden, übrigens doppelblind geführten Studien zeigte sich, dass das Wohlbefinden der Testpersonen mit Hilfe von negativen Ionen verbessert werden konnte. Bereits nach 15 Minuten Ionenbehandlung zeigten sich bei den Testpersonen schnellere Reaktionszeiten, ein Gefühl von gesteigerter Kraft, Frische und Wachheit. Dagegen verstummten die Klagen über Kopfschmerzen, Übelkeit und Benommenheit bei der Hälfte der Versuchspersonen, die zuvor darüber geklagt hatten.

Elektro

verzaubern das

felder

Leben

Wussten Sie schon, dass Weizen besser wächst, wenn man ihn in Furchen sät, die von Westen nach Osten verlaufen statt von Süden nach Norden?

Das Wunder des Weizenwachstums

Es ist frappierend, was Wissenschaftler in einem internationalen Fachblatt für Pflanzenforschung berichten: Ihnen war aufgefallen, dass auf einem Versuchsfeld die Pflänzchen besser wuchsen, die in Ost-West-Richtung gesät worden waren. Kümmerlich gedieh, verglichen damit, der Weizen, der in Furchen stand, die in Nord-Süd-Richtung ausgerichtet waren.

Weizen sollte immer von Osten nach Westen gesät werden. Denn das Korn richtet seine Wurzeln am Magnetfeld der Erde aus, das nord-südlich verläuft. Dann haben die Wurzeln mehr Platz, sich auszubreiten und Nährstoffe aufzunehmen

Die Wissenschaftler gingen der Sache auf den Grund. Was sich herausstellte, ist kaum zu glauben: Die Wurzeln der Pflänzchen breiteten sich in allen Fällen in einer Richtung von Norden nach Süden aus. Wenn nun die Pflanzen auch dicht an dicht in dieser Richtung gesät waren, standen sie so nahe beieinander, dass die Wurzeln sich gegenseitig durchdrangen und um den Platz kämpfen mussten. So kam es, dass jede Pflanze der benachbarten die Nährstoffe streitig machte. Säte man die Pflanzen jedoch quer zu der Achse, in der die Wurzeln wachsen – also in Ost-West-Richtung –, dann konnte sich das Wurzelwerk ungehindert ausbreiten und fand erheblich mehr Nährstoffe, um sie der Weizenpflanze zuzuführen.

Es schien, als ob der Weizen seine Wurzeln am natürlichen Magnetfeld der Erde ausrichtet, dessen Linien bekanntlich von Norden nach Süden verlaufen.

Die Wissenschaftler wollten nun aber Gewissheit haben. Sie pflanzten deshalb weiteren Weizen und andere Getreidearten und setzten die Keimlinge künstlich erzeugten Magnetfeldern aus, die in der Stärke dem natürlichen Magnetfeld der Erde glichen. Andere Pflanzen wurden zum Vergleich gegenüber Magnetfeldern abgeschirmt. Ergebnis: Die Pflanzen unter den Magnetfeldern zeigten ein deutlich gesteigertes Wachstum.

Noch eine ganze Reihe weiterer Versuche gab es mit Pflanzen, die sehr schwachen Magnetfeldern ausgesetzt waren. Dabei stellte sich heraus, dass vor allem innerhalb der ersten drei Tage eine besonders starke Anregung des Wachstums der Keimlinge zu beobachten war.

Dies könnte übrigens auch der Hintergrund dafür sein, dass Pflanzen, die bei Vollmond gesät oder gesetzt werden, besonders gut gedeihen. Denn das natürliche elektrische Feld der Erde schwankt in seiner Stärke erheblich. Bei Vollmond ist dieses Feld am stärksten, bei Neumond am schwächsten.

Magnetische Wasser

Die magnetischen Felder beeinflussen, wie sich herausstellte, aber nicht nur die Pflanzen direkt, sondern auch die Nährstoffe. Zum Beispiel das Wasser, das bekanntlich die Grundlage jeden Lebens ist. Der russische Wissenschaftler Presman hat schon vor dreißig Jahren festgestellt, dass Wasser seine Eigenschaften ändert, wenn es Magnetfeldern ausgesetzt wird. So verändern sich beispielsweise die Oberflächenspannung, der elektrische Widerstand und die Zähigkeit oder innere Reibung (Viskosität), was zu einer veränderten Fließfähigkeit führt.

Auch dies hat Wirkungen auf das Wachstum von Pflanzen. Wurden Sonnenblumen, Sojabohnen oder Maiskeimlinge mit magnetisch behandeltem Wasser gegossen, führte das zu einem messbar verstärkten Wachstum der Pflanzen, verglichen mit Keimlingen, die nur normales Wasser erhielten.

Erstaunliches geschah auch, wenn Bakterienkulturen Magnetfeldern ausgesetzt wurden. Die Kleinstlebewesen vermehrten sich schneller. Schließlich fanden die Wissenschaftler sogar heraus, dass es nicht einmal erforderlich war, die Bakterien selbst unter den Einfluss eines Magnetfeldes zu bringen. Es genügte vollauf, die Nährstoffe der Bakterien mit einem Magnetfeld zu behandeln, um eine Wachstumsbeschleunigung zu erzielen. Bei weiter gehenden Versuchen stellte sich schließlich heraus, dass es sogar ausreichte, nur drei Prozent der Nährstoffe magnetisch zu behandeln, um die Mikroorganismen zu schnellerem Wachstum anzuregen.

Wer bei Vollmond sät oder pflanzt, ist helle. Denn zu diesem Zeitpunkt ist das wachstumsfördernde, natürliche elektrische Feld der Erde am stärksten

Magnetisch behandeltes Wasser kann das Wachstum von Pflanzen beschleunigen: Die Nährstoffe aus dem Wasser werden schneller aufgenommen

Warum die Milch sauer wird

Kein Wunder, dass sich bei bestimmten Wetterbedingungen, wenn nämlich charakteristische Magnetfelder auftreten, die Milchsäurebakterien so schnell vermehren, dass die Milch in wenigen Stunden sauer wird. Das funktioniert natürlich nur mit Frischmilch, nicht aber mit durch Hitze keimfrei gemachter Milch, die keine solchen Bakterien mehr enthält.

Bei Gewitter wird die Milch schneller sauer. Weil nämlich das Schlechtwetter-Magnetfeld das Wachstum der Milchsäurebakterien beschleunigt

Dieses Phänomen ließ sich übrigens im Labor nachvollziehen. Bei einem Versuch an der Münchner Universität setzten Prof. Herbert L. König und seine Mitarbeiter Lösungen mit Milchsäurebakterien vom Typ Bacterium casei einem elektrischen Feld aus. Es ergab sich ein rasches Bakterienwachstum bei einer Frequenz von 3,5 Hz – das ist der Bereich von Elektrofeldern, wie sie auch bei Schlechtwetter und Gewittern auftreten (3 bis 5 Hz). Höhere Frequenzen führten dagegen zu weit geringeren Wachstumsraten der Bakterien.

Die Beobachtungen und Versuche, die mit elektrischen und elektromagnetischen Feldern bisher gemacht wurden, sind zahllos. Dabei gibt es allerdings ein kleines Problem: Da elektrostatische Felder auch die Anzahl der Ionen in der Luft verändern, ist nie mit absoluter Sicherheit zu sagen, ob der festgestellte Effekt allein auf der Wirkung des Feldes oder aber auf der Veränderung der Ionenzahl in der Luft – oder auf beidem – beruht. Aber das ist letztlich ja auch nicht so entscheidend.

Magnetfelder schützen vor Radioaktivität

Hier noch einige Erkenntnisse, die besonders bemerkenswert erscheinen:

• Bäume wachsen bei Gewitter stärker. Das ist zum einen auf das bei Gewittern verbesserte Angebot an Stickstoff zu erklären;

denn unter dem Einfluss elektrischer Entladungen wird mehr Stickstoff gebildet. Das allein kann es aber nicht sein, denn die Bäume nehmen ja nicht mehr Stickstoff auf als sie brauchen. Der zweite Faktor sind die elektrischen Reize, die bei Gewittern auf die Bäume einwirken. Messungen haben zweifelsfrei ergeben, dass das Tageswachstum an Gewittertagen deutlich über dem Maß liegt, das an gewitterfreien Tagen registriert werden kann.

- Bienen nehmen schneller, leichter und mehr Sauerstoff auf, wenn sie einem elektrischen Feld ausgesetzt werden. Das Gleiche gilt für Goldfische und Meerschweinchen. Wissenschaftler der Universität Graz erbrachten den Nachweis, dass die Zellatmung und die gesamte Sauerstoffverwertung durch luftelektrische Vorgänge beeinflusst werden können.

- Tierexperimente haben gezeigt, dass Ratten unter dem Einfluss eines 60-Hz-Magnetfeldes bestimmte Aufgaben schneller lernten. Dies hing zusammen mit der Veränderung des Transportes von Kalziumionen.

- Bei einem Atombombenversuch in den sechziger Jahren wurde ein interessanter Test mit Fliegen gemacht: Ein Teil von ihnen wurde der radioaktiven Strahlung ungeschützt ausgesetzt; eine zweite Gruppe von Fliegen war in einem Käfig untergebracht, in dem durch Magnete ein Magnetfeld aufgebaut wurde. Die genetischen Schädigungen, die im Magnetkäfig auftraten, waren erheblich geringer als in dem ungeschützten Käfig. Offenbar ist das magnetische Feld in der Lage, einen Teil der einwirkenden radioaktiven Strahlung abzulenken.

Magnetfelder können sogar vor atomarer Strahlung schützen. Denn sie haben die Eigenschaft, einen Teil der radioaktiven Strahlen abzulenken

- Künstlich erzeugte Magnetfelder, die denen bestimmter Wetterbedingungen entsprechen, waren in der Lage, Knochen bildende Zellen (Osteoblasten) in ihrer Funktion zu stärken.

- Magnetfelder steigern oder hemmen die Aktivität eines Enzyms, das in Zusammenarbeit mit Hormonen und Wachstumsfaktoren für das Zellwachstum verantwortlich ist. Die Wissenschaftler schließen daraus, dass künstlich erzeugte magnetische Felder in der Lage sein könnten, das Wachstum von Tumoren zu fördern oder aber zu vermindern.

- Dass unter dem Einfluss bestimmter magnetischer Felder die Entwicklung eines Tumors beschleunigt wird, darauf deuten auch Versuche hin, bei denen Mäuse einem Krebs erregenden Stoff und zusätzlich Magnetfeldern ausgesetzt wurden. Unter Einwirkung des Magnetfeldes setzte das Tumorwachstum erheblich schneller ein als bei den Mäusen, die zur Kontrolle gehalten wurden. Ähnliche Versuche sind mit gleichen Ergebnissen an Ratten gemacht worden.

- Nervenzellen reagieren selbst auf extrem schwache Feldstärken mit verstärkter Erregung. Als Folge setzen die Nervenfasern an ihren Enden Botenstoffe (Neurotransmitter) frei, die dazu dienen, Signale weiterzuleiten oder erneute elektrische Impulse zu hemmen. Auf diesem Weg wäre die Veränderung von Stresshormonspiegeln und die Entstehung von Befindlichkeitsstörungen durch Wettergeschehnisse zu erklären.

- Objektiv sind Symptome wie Kopfschmerzen, Schwindel, Übelkeit, Müdigkeit oder erhöhte Schmerzempfindlichkeit nicht messbar. Fest steht jedoch, dass Zellen der Zirbeldrüse und die Netzhaut der Augen auf Felder reagieren, wodurch die Produktion des Hormons Melatonin deutlich gebremst werden kann. Derlei Störungen können, wie Untersuchungen von Schichtarbeitern zeigten, zu Immunschwächen, Bluthochdruck, Erschöpfung und Depressionen führen. Das Fehlen von Melatonin kann zu Fehlfunktionen des Immunsystems, zu unkontrollierter Zellvermehrung und zum beschleunigten Wachstum von Tumoren führen.

Warum Menschen unterschiedlich auf Magnete reagieren

Wenn man dies alles bedenkt, ist es auch kein Wunder, dass Menschen ebenfalls auf solche Magnetfelder reagieren.

Jede Körperzelle weist eine elektrische Spannung auf, wobei das Zelleninnere negativ geladen ist. Wenn äußere elektrische oder elektromagnetische Einflüsse diese Spannung an der Außenhaut der Zelle, der so genannten Membran, verändern, entsteht ein Reizsignal: Die Erregbarkeit der Zelle kann sich dadurch erhöhen und kann zu einer insgesamt verstärkten Empfänglichkeit für weitere Reize führen.

Vor allem kann der Energie- und Informationsaustausch durch eine Verstärkung oder Schwächung des Ionenflusses in der Zelle verändert werden. Beispielsweise kann der Ausstrom von Kalziumionen aus der Zelle durch bestimmte elektromagnetische Felder gehemmt werden. Auch wird die Tätigkeit eines Enzyms, genannt Natrium-Kalium-ATPase, verändert. Dieses Enzym pumpt Natriumionen aus der Zelle heraus und Kaliumionen hinein. Selbst das Erscheinungsbild der Zellen kann sich unter der Einwirkung von Feldern ändern. Bei Experimenten stellte sich heraus, dass unter dem Einfluss eines Magnetfeldes von 50 Hz die Oberfläche roter Blutzellen glatter wurde und bläschenförmige Ausstülpungen bildete. Ähnliche Erscheinungen kennen die Wissenschaftler von Stresswirkungen, bei denen der Kalziumtransport gestört ist.

Allerdings war bei den wissenschaftlichen Versuchen stets entscheidend, in welchem Zustand sich das betreffende biologische System gerade befand. Bei gleichem Feldeinfluss wird zum Beispiel die Enzymaktivität gehemmt, wenn ideale Ionenkonzentrationen vorliegen, sie wird im Gegenteil aber gesteigert, wenn Abweichungen von der Norm vorhanden sind. Dies könnte erklären, weshalb bestimmte Personen stärker auf Felder reagieren als andere: Bei gesunden Menschen besteht einfach ein geringerer Bedarf zur Reaktion als bei Personen, bei denen das natürliche Gleichgewicht der Ionen gestört ist.

Die Möglichkeit der Veränderung der Zelloberfläche im Einfluss von Feldern wird heute auch therapeutisch genutzt: In der Gentechnik wird die Durchlässigkeit der Zellmembran künstlich herbeigeführt, um fremde Erbinformationen (DNA) in die Zelle einzuschleusen.

Magnete gegen Schultersteife

Aber es gibt auch einfache Versuche mit magnetischen Feldern. Beispielsweise wurde an der japanischen Universität Kurune ein Versuch gemacht, den Ärzte hierzulande vermutlich als Scharlatanerie abtun würden: Personen, die an Schmerzen und Steifheit in der Schulter litten, bekamen Armbänder, in die Dauermagnete eingefügt waren. Bei der einen Gruppe von Testpersonen waren die Magnete so angebracht, dass die magnetische Wirkung in den Arm eindrang. Bei einer zweiten Gruppe von Personen wurden die Magnete so befestigt, dass ihre magnetische Wirkung von der Außenseite des Armbands in die Umwelt abstrahlte. Die Bänder waren jeweils am Arm der betreffenden Körperseite zu tragen, auf der die Schulterbeschwerden vorlagen.

In Japan werden Schulterschmerzen neuerdings mit magnetischen Armbändern behandelt. Das gelingt aber nur, wenn das Armband so angebracht ist, dass die Magnetwirkung in den Arm zielt

Das Resultat nach rund vier Wochen Armbandtherapie war frappierend: Bei 41 Prozent der Testpersonen, die wirksame Armbänder trugen, trat eine deutliche Besserung ein; in der Gruppe, die wirkungslose Armbänder hatte, betrug der Erfolg rund 6 Prozent – eine Größe, die noch weit unter dem Durchschnitt der Plazebowirkung liegt (die nämlich bis zu 25 Prozent betragen kann). Im Übrigen geht die Wirksamkeit der bei uns üblichen medizinischen Behandlungen gegen Schultersteife nicht weit über 40 Prozent hinaus.

Mit Einbildung kann die Wirkung des Magnetfeldes wohl kaum etwas zu tun haben. Darauf deuten auch Versuche hin, bei denen stärkere Magnete für einige Sekunden im Bereich des Herzens von Versuchspersonen einwirkten. Daraufhin traten deutliche Veränderungen im Elektrokardiogramm und im Verlauf der Pulsdruckwellen auf.

Wenn der Kopf nach Norden zeigt

Für biologische Wirkungen am Menschen ist jedenfalls die geringe Stärke des natürlichen Erdmagnetfeldes völlig ausreichend. Das zeigte besonders eindrucksvoll eine Studie, die an der Universität Madras in Indien gemacht wurde. Sie brachte das verblüffende Ergebnis, dass Menschen vor allem beeinflusst werden, wenn ihre Körper parallel zu den Linien des Erdmagnetfeldes ausgerichtet sind.

Die indischen Wissenschaftler gingen davon aus, dass der Mensch ständig von einem elektromagnetischen Feld umgeben ist. Nun wollten sie herausfinden, in welcher Weise sich dieses Erdmagnetfeld auf Tiere und Menschen auswirkt. Sie brachten ihre Gruppen von Testpersonen in vier verschiedene Liegepositionen, wobei je eine Gruppe mit dem Kopf nach Osten, nach Westen, nach Süden und nach Norden ausgerichtet war. Die Versuche wurden auch in sitzender Position wiederholt.

Die Testpersonen wurden dann in abgeschirmten Räumen für mehrere Stunden schwachen elektromagnetischen Feldern von unterschiedlichen Frequenzen (zwischen 0,01 und 10 Hz) ausgesetzt. Diese Felder glichen weitgehend denen des Erdmagnetfeldes.

Schlafen Sie am besten mit dem Kopf nach Osten. Dann erholen Sie sich besser, und Sie vermeiden Kopfschmerzen und Unruhe

Während sich bei den Personen, die nach Westen und Süden ausgerichtet waren, fast keinerlei Wirkungen zeigten, traten bei der Testgruppe Nord deutliche Effekte auf: Zum einen erhöhte sich der Blutzuckerspiegel, während Cholesterin und Kortisonwerte unverändert blieben. Zum anderen nahm die Intensität der Gehirnströme ab, und die Personen berichteten über Unruhe, Verwirrtheitszustände und Unwohlbefinden. Einige klagten auch über Kopfschmerzen, und bei allen wurde eine Rötung der Bindehaut im Auge festgestellt. Außerdem wurde ein messbares Nachlassen der Durchblutung der Haut ermittelt.

Wurden die Tests mit weißen Ratten gemacht, zeigten die Tiere starke Unruhe und Aggressivität.

Ganz andere Effekte traten auf, wenn Tiere oder Menschen mit dem Kopf nach Osten ausgerichtet waren und dann das Magnetfeld auf sie einwirkte. Die Ratten zeigten fast keine Veränderungen in den Blutwerten und bei den Hirnstromkurven, auch die Aggressivität und Unruhe fehlten diesmal. Und die nach Osten ausgerichteten Menschen berichteten über ein Gefühl absoluter Ruhe und zufriedener Wachheit.

Die Wissenschaftler haben aus ihren Studien nun keine Konsequenzen abgeleitet, auch wenn es nahe läge, dass der Mensch nach diesen Ergebnissen sein Bett am besten so aufstellen sollte, dass der Kopf nach Sonnenaufgang, also nach Osten weist, da die Orientierung nach Norden eher mit Aufregung und unguten Träumen verbunden ist.

»Wir sind vorsichtig, aus unseren Untersuchungsergebnissen irgendwelche Empfehlungen abzuleiten«, berichten die Forscher. »Denn wir haben den Eindruck, dass es noch vieler Experimente bedarf, bevor endgültige Resultate vorliegen. Wir wissen noch viel zu wenig über die elektrischen Eigenschaften der verschiedenen Körperflüssigkeiten sowie über die unterschiedlichen Frequenzen und Feldstärken und deren konkrete Einwirkungen auf Zellmembranen, Neurotransmitter.«

Nur eines wissen sie: Dass elektromagnetische Felder eine erhebliche Wirkung auf biologische Systeme haben – und dies auch noch in Abhängigkeit von der Himmelsrichtung.
Das ist aber nicht nur den Indern bekannt, sondern auch den Wissenschaftlern, die in geheimen russischen oder amerikanischen Militärprojekten tätig sind. Vor allem ist nachgewiesen, dass diese Wirkungen nicht mit der Frequenz oder mit der Stärke der elektrischen oder elektromagnetischen Felder geradlinig ansteigen. Eher das Gegenteil ist der Fall. Denn sonst hätten längst die viel stärkeren Felder, die von elektrisch betriebenen Anlagen wie Hochspannungsleitungen, Umspannwerken, Radio- und TV-Sendern, von Kraftwerken, Industriebetrieben, Mikrowellengeräten und Staubsaugern ausgehen, die Menschheit lahm legen, krank machen oder verrückt werden lassen müssen.
Zumindest die kurzzeitige Wirkung von starken Feldern ist derzeit ganz gut erforscht. Manche Forschungsergebnisse schlagen sich

sogar in medizinischen Therapien nieder, etwa in Kurzwellenbe-
strahlungen, bei denen der thermische Effekt, also die Aufwär-
mung des Gewebes, genutzt wird, um die Durchblutung und daraus resultierende Heilungsvorgänge anzuregen.

Die Frequenz macht den Effekt

Aber wie steht es um die schwachen Felder? Eine thermische Wirkung ist auszuschließen. Es wird also vermutet, dass sie nicht
durch die Wirkung ihrer Energie das Zell- oder Nervengewebe
beeinflussen; vielmehr müssen sie als eine Art Signal oder Impuls
wirken, der nach dem Schneeballsystem verschiedene biologische Mechanismen auslöst.

Wenn wir die Erkenntnis akzeptieren, dass magnetisch beeinflusste Wassertropfen oder Nährstoffe eine Wirkung auf Mensch
und Tier haben, dann sind wir der Wahrheit schon ziemlich nahe.

Weshalb zeigt aber eine bestimmte Frequenz eine Wirkung und
eine andere überhaupt keine?
Womöglich müssen wir uns derzeit noch mit der Annahme
bescheiden, dass der Organismus der Lebewesen auf dieser Erde
innerhalb von Jahrmillionen gelernt hat, selbst auf schwächste
Zeichen der Umwelt zu reagieren. Vielleicht müssen wir sogar
annehmen, dass es diese Impulse ursprünglich waren, die Leben
überhaupt erst möglich gemacht haben.

Was uns heute vorliegt, ist lediglich eine Reihe von Hunderten
von wissenschaftlichen Studien, die erstaunliche Ergebnisse prä-
sentieren. Immerhin sollten wir diese Ergebnisse zur Kenntnis
nehmen und uns endlich von der Vorstellung verabschieden, dass
alle Geheimnisse dieser Welt bereits erforscht seien und dass der
Mensch die Natur voll im Griff habe.
Das Gegenteil ist der Fall.
Uns hat die Natur im Griff, ob wir es wollen oder nicht.

Die übersteuerte Umwelt

Weshalb schlägt ein Kaninchenherz schneller, wenn der Kopf des Tieres minimal schwachen Feldern ausgesetzt wird – während sich aber keinerlei Reaktion zeigt, wenn die Feldstärke erhöht wird?

Der Russe Presman gibt die Antwort: »Es ist charakteristisch, dass das zentrale Nervensystem stärker auf relativ geringe Feldstärken als auf höhere Werte reagiert. In einzelnen Fällen geht das sogar so weit, dass eine Reaktion überhaupt nur bei einer gewissen geringen Feldstärke auftritt, jedoch völlig ausbleibt, wenn man die Stärke steigert.«

Das Nervensystem des Menschen reagiert auf schwache elektrische Feldstärken. Aber nur, wenn diese nicht durch starke Felder in der Wohnung oder am Arbeitsplatz überlagert werden

Dass wir Menschen heute nicht mehr so sensibel wie Tiere auf Wetterveränderung reagieren, andererseits aber viele Zeitgenossen eine krankhafte Reaktion bei Witterungsveränderungen zeigen, ist wohl unser Tribut an die Zivilisation. Wir haben durch unnatürlichen Lebensstil (im Sinne der Evolution), durch denaturierte Ernährung, durch unser elektrotechnisch hochgerüstetes Wohnumfeld, durch Bequemlichkeit und Reizüberflutung einerseits viele ursprüngliche Empfindlichkeiten verloren, andererseits aber einige unliebsame hinzugewonnen, die wir gerne wieder los würden.

Höchstwahrscheinlich ist die Unempfindlichkeit des Menschen für bestimmte Impulse in deren Überlagerung durch viel stärkere, technisch bedingte Felder unserer Wohn- oder Arbeitsumgebung zu suchen. Ähnlich wie Lautsprecher, die zu nahe am Verstärker stehen, durch ihre Felder eine Übersteuerung der ganzen Lautsprecheranlage hervorrufen, würden die starken elektromagnetischen Felder in unserer Umwelt den »Empfang« beim Menschen stören. Umgekehrt ist es nicht auszuschließen, dass auch die starken Reaktionen, die viele Menschen aufweisen, etwa Kopfschmerzen, Schlaflosigkeit oder Depressionen, zum Teil auf solche Überlagerungen zurückzuführen sind – ähnlich wie der schrille Pfeifton einer übersteuerten Hifi-Anlage.

Der magnetische Fingerabdruck des Menschen

Seit es technisch möglich ist, selbst schwächste Magnetfelder mit Hilfe hoch empfindlicher Messgeräte nachzuweisen, steht auch fest, dass jeder Mensch sein eigenes Magnetfeld erzeugt, sozusagen seinen magnetischen Fingerabdruck. Vielleicht lässt sich sogar eines Tages durch die Messung des individuellen Magnetfeldes die Identität des Menschen genauer als durch Fingerabdruck, Irisdiagramm oder Stimmen-Analysator feststellen. Jedenfalls sind solche schwachen Magnetfelder die Grundlage allen Lebens. Sie entstehen bereits, wenn kleinste Algen im Meer mit Hilfe von Sonnenlicht Kohlendioxid in Blattgrün (Chlorophyll) und Sauerstoff umwandeln. Solche Reaktionen werden natürlich von dem vergleichsweise viel stärkeren natürlichen Magnetfeld der Erde beeinflusst. Beispielsweise verändert es die Tätigkeit eines Enzyms, das die Verwertung von Licht durch biologische Systeme steuert. Auf diese Weise kommt vermutlich auch die Sensibilität von Zugvögeln für das Erdmagnetfeld zustande.

Jeder Mensch hat sein eigenes Magnetfeld. Vielleicht wird das eines Tages zur Identifizierung genutzt – statt Fingerabdruck oder Irisdiagramm

Ebenso entstehen elektromagnetische Felder, wenn Muskeln und Nerven des Menschen bei ihrer Tätigkeit winzige Ströme erzeugen. Das Gehirn bringt ein bestimmtes magnetisches Feld hervor. Der Herzmuskel verursacht bei seiner Arbeit ein Feld, das sogar etwa zehnmal stärker ist als das des Gehirns.

Vor allem natürliche elektromagnetische Felder einer Frequenz zwischen 1 und 20 Hz haben auf Lebewesen eine Wirkung. Diese Felder werden in der Wissenschaft auch ELF- Felder (extreme low frequency-Fields = Felder extrem niedriger Frequenzen) oder ULF-Felder (Felder ultra-niedriger Frequenzen) genannt. Bei verschiedenen Wetterlagen treten ganz charakteristische Felder auf, die völlig unterschiedliche Wirkungen auslösen.

Diese Wirkungen können auch sehr rasch auftreten, wie Prof. König beschreibt: »Beim Menschen können die ELF-Felder in Sekundenschnelle sowohl Störungen verursachen, als auch solche ähnlich schnell beseitigen. Wiederholt klagten schon wenige Minuten nach der kurzfristigen Bestrahlung mit Signalen im Bereich von 3 Hz die Testpersonen über Kopfschmerzen. Danach kam es zu Ermüdungserscheinungen. Vermutlich können Vorgänge mit spezifischen Frequenzen auch bestimmten Krankheiten, Organen, Organregionen oder Körperteilen zugeordnet werden.«

Die guten Felder

Felder der Frequenzen zwischen 7 und 10 Hz, auch DC-Felder genannt, kommen vor allem bei stabilem Schönwetter vor. Sie werden in Zusammenhang gebracht mit angenehmen Befindlichkeitsmerkmalen. Der Wissenschaftler Rex Coppam schreibt: »Diese natürlichen Felder beeinflussen unsere Gehirnwellen, machen uns wach und verbessern die Reaktionszeit des Menschen.« Dies ist auch bei Studien unter Laborbedingungen nachgewiesen worden.

Bei Schönwetter herrschen bestimmte elektrische Felder vor. Sie bewirken gute Laune, Wachheit und bessere Arbeitsfähigkeit

Die schlechten Felder

Felder der Frequenzen zwischen 3 und 5 Hz, auch AC-Felder genannt, treten besonders bei Wetterwechsel und Schlechtwetter auf. Sie haben den gegenteiligen Effekt der »guten Felder«: Sie wirken auf den Biorhythmus des Menschen ein, verzögern die Reaktionszeit und wirken als Störfaktor auf die natürlichen organischen Abläufe.
Ein länger dauernder Aufenthalt in solchen AC-Feldern führt zu Befindlichkeitsstörungen, die sich in Kopfschmerzen, Übelkeit, Unruhe und depressiven Zuständen äußern können.

Das führt zu dem Schluss, dass Signale der AC-Felder die Leistungsfähigkeit des Menschen offenbar beeinträchtigen können, während Signale der DC-Felder sie zu steigern vermögen. Und zwar ist es gleichgültig, ob die Quelle solcher Felder im natürlichen Wettergeschehen oder in künstlich hervorgerufenen elektromagnetischen Signalen zu suchen ist.

Interessanterweise gleicht der Rhythmus der Alpha-Wellen im Gehirn denen der »guten Felder«, während Störungen der Gehirntätigkeit, insbesondere im Delta-Rhythmus, den »schlechten Feldern« gleichen.

Ihr gutes Feld auf allen Straßen

Praktische Versuche mit künstlich erzeugten »guten Feldern« haben deren Wirkungsspektrum nachgewiesen. Münchner Wissenschaftler setzten Autofahrer in einem Computer-Cockpit solchen 10-Hz-Feldern aus. Im Kfz-Fahrsimulator ist statt einer Windschutzscheibe ein Bildschirm angebracht, der typische Verkehrssituationen zeigt, auf die der Testfahrer zu reagieren hat. Der Impulsgeber für das Magnetfeld war diskret in die Sonnenblende der Fahrkabine eingearbeitet.

Wurde nun das Schönwetterfeld eingeschaltet, änderte sich noch nicht einmal die Reaktionszeit der Testpersonen. Aber die Zahl der gefährlichen Fahrfehler, etwa Missachtung der Vorfahrt, Überfahren von Stoppschildern oder von Fußgängerüberwegen ging im Vergleich zu Testpersonen, die ohne Magnetfeld fuhren, um etwa 10 Prozent zurück. Im Tagesmittel wurden insgesamt um 22,7 Prozent weniger Fehler gemacht. Bei einigen Testpersonen waren erheblich weniger Geschwindigkeitsüberschreitungen und weniger Berührungen der Bankette festzustellen. Verkehrsschilder wurden besser erkannt, die Fahrgeschicklichkeit nahm um 16 Prozent zu, und die Testpersonen kamen im Durchschnitt insgesamt schneller zum Ziel, ohne dabei die vorgeschriebenen Höchstgeschwindigkeiten zu überschreiten.

Ein anderer Versuch wurde mit Schulkindern gemacht, die unter dem Einfluss des DC-Feldes bessere Leistungen erbrachten und um 11,6 Prozent bessere Noten erhielten.

Autofahrer im Schlechtwetter-Magnetfeld überschreiten häufiger die Geschwindigkeit, fahren ungeschickt, erkennen Verkehrsschilder nicht so gut und kommen trotz aller Raserei langsamer als sonst zum Ziel

Der
Strom

des

Heils

Alles Leben funktioniert elektrisch. Merkwürdigerweise
wissen das die Chinesen, die mit der Elektrifizierung
ihrer äußeren Kultur doch noch sehr rückständig sind,
aber bereits seit viertausend Jahren.

Heilung durch Handauflegen

Die traditionelle chinesische Medizin (TCM) jedenfalls beinhaltet als Grundgedanken, dass jedes Lebewesen ein Energiefeld besitzt, das häufig auch esoterisch »Aura« genannt wird. Die Chinesen sprechen vom »Chi«, das bedeutet Lebenskraft, Energie.

Diese Energie fließt durch festgelegte Bahnen und kann durch ärztliche Maßnahmen, etwa durch Akupunktur, beeinflusst werden. Unschwer kann man in diesen Bahnen die Nervenbahnen erkennen.

Ist das Energiefeld eines Menschen gestört, dann hat dies nach der TCM auf Dauer eine Krankheit zur Folge. Der Körper kann sich jedoch selbst heilen, wenn die Störung des Energiefeldes beseitigt wird. So einfach ist das.

Es gibt außer der chinesischen Medizin auch eine ganze Reihe von außenseiterischen medizinischen Richtungen, denen eine solche Philosophie zugrunde liegt, etwa die Kinesiologie.

Schon aus der Bibel kennen wir die Heilung durch bloßes Auflegen der Hände. Diese nimmt heute in der Außenseitermedizin, etwa beim so genannten Geistheilen, einen wichtigen Platz ein. Wer immer dies für bloße Scharlatanerie hält, sollte sich einmal mit den Fällen befassen, die berühmte Heiler kuriert haben: Es ist wirklich eindrucksvoll.

Test: Die Kraft der Hände

Skeptiker können zum Spaß einmal zwei Versuche machen, die eigentlich immer funktionieren, wenn man sie richtig durchführt.

Test 1

Die beiden Handflächen ganz leicht gegeneinander reiben – wie beim Streicheln. Nach etwa einer Minute wird ein leichtes Kribbeln in den Handflächen verspürt. Dann hält man die Handflächen mit leicht gespreizten Fingern dicht vor den Monitor eines Computers oder vor den aktiven Fernsehschirm. Je näher, desto stärker wird das Kribbeln empfunden. Die Entfernung, in der kein Kribbeln mehr wahrgenommen werden kann, gilt als »sichere Entfernung« vom Monitor.

Das Auflegen der Hände kann Heilwirkung haben. Wenn das Energiefeld des Heilers stark genug ist

Test 2

Für diesen Test brauchen Sie einen Menschen, der Beschwerden hat, zum Beispiel Kopfschmerzen, Rückenschmerzen, Bauchweh. Die erkrankte Person liegt bequem, Sie halten beide Hände flach und dicht über den Bereich, in dem sich die Beschwerden konzentrieren, etwa über den Bauch (Entkleiden ist hierbei nicht erforderlich).
Je nach Fall stellt sich nach einer bis drei Minuten beim Patienten ein Wärmegefühl ein, das nicht von einer direkten Berührung kommen darf. Gleichzeitig empfinden Sie als Behandelnder Verkrampfungen der Muskeln in Fingern, Händen und Armen, die sofort nachlassen, wenn Sie die Hände von der erkrankten Person wegnehmen. Die Verkrampfungen haben auch nichts mit Ermüdungserscheinungen zu tun. Sie können den Test überprüfen, indem Sie beide Hände einfach frei in die Luft halten – es werden sich kaum Verkrampfungen einstellen. Die Empfindungen werden durch den Energiefluss zwischen den beiden Personen ausgelöst. Beim Heilvorgang ist die Behandlung abgeschlossen, wenn die Muskelverkrampfungen des Behandelnden nachlassen, ohne dass er die Hände von der erkrankten Person wegnimmt.

Noch ein Tipp: Falls die Verkrampfungen sehr stark werden und bis in die Oberarme oder Schultern reichen, sollte die erkrankte Person sich rasch in ärztliche Behandlung begeben. Dann handelt es sich nämlich nicht bloß um eine geringfügige Störung des Energiefeldes, sondern um eine ernsthafte Krankheit.

Interessanterweise bedeutet das chinesische Chi nicht bloß »Energie«. Es handelt sich vielmehr um eine alles durchdringende Kraft, in deren Mitte der Mensch lebt, die aber auch den Menschen durch und durch erfüllt. Genauso könnte man die Präsenz elektromagnetischer Felder definieren. In der chinesischen Medizin ist das Chi die nichtstoffliche Energie, im Gegensatz zur stofflichen Energie, unter der etwa das Blut verstanden wird. Das himmlische Chi aber ist die Energie als Einfluss von außen: Licht, Sonne, klimatische Reize.

Elektrizität: Das Geheimnis der Akupunktur

Akupunktur ist nichts anderes als ein künstlich hervorgerufener Kurzschluss elektrischer Nervensignale. Dadurch wird der Schmerz in eine Sackgasse der Nervenbahnen geleitet

Übrigens haben deutsche Wissenschaftler der Universität Witten-Herdecke inzwischen das Geheimnis der Akupunktur gelüftet. Danach ist die Akupunktur, bei der mit dünnen Nadeln oder mit schwachem Wechselstrom oder aber mit Laserlicht-Impulsen bestimmte Nervenpunkte in der Haut gereizt werden, nichts anderes als die Hervorrufung bioelektrischer Kurzschlüsse: sozusagen eine Überlistung der Nervenbahnen.

Wenn man sich das Nervensystem wie ein Straßenverkehrsnetz vorstellt, dann gibt es Schnellstraßen und Ortsverbindungen, auf denen sich Nervenreize mit unterschiedlichen Geschwindigkeiten bewegen. Die Akupunkturpunkte sind trichterförmige Vertiefungen der Haut, in welche Nervenbündel münden, die wiederum mit bestimmten Organen des Körpers in Verbindung stehen. Das Gewebe an diesen Punkten hat eine besonders hohe elektrische Leitfähigkeit. Der Nadelstich bei der Akupunktur dient nun nicht dazu, den Nerv zu treffen, sondern das elektrisch geladene Muttergewebe der Haut im Bereich der Nervenbündelmündung kurzzuschließen. Auf diese Weise werden bestimmte Reize – wie etwa Schmerz – auf den Nervenbahnen überdeckt und unterdrückt. Gleichzeitig bilden Gehirn und Rückenmark körpereigene Schmerzmittel (Endorphine), die den Schmerz zusätzlich unterdrücken.

Rezepte gegen Wetterfühligkeit

Wenn Menschen unter Witterungsbedingungen leiden, dann ist das in vielen Fällen kein unveränderliches Problem, das der Betreffende schicksalsergeben hinnehmen muss. Es ist zwar richtig, dass der ärztlichen Kunst bei Wetterfühligkeit Grenzen gesetzt sind, denn es handelt sich schließlich nicht um eine Krankheit, sondern um eine erhöhte Empfindlichkeit, die durch verstärkte Bildung von Hormonen und Botenstoffen noch gesteigert wird.

Bei Wetterfühligkeit liegt nach dem Verständnis der Ärzte vor allem eine übermäßige Reaktionslage des vegetativen Nervensystems vor, speziell in den Gefäßwänden der Blutgefäße wie Venen und Arterien. Die Enger- und Weiterstellung der Blutgefäße wird beeinflusst, und dadurch ergeben sich auch Folgeerscheinungen wie Kopfschmerzen oder Migräne. Ärzte behandeln deshalb vorwiegend die auftretenden Symptome, etwa durch Hausmittel oder Medikamente, die Blutgefäße reaktionsfähiger machen und den Betroffenen auf diese Weise helfen, mit ihrer Wetterfühligkeit besser umzugehen.
Gegen starke Wetterfühligkeit helfen demnach aber auch Medikamente, wie sie zur Vorbeugung gegen Migräne verabreicht werden, beispielsweise gefäßerweiternde Mittel (Vasodilatatoren). Sehr niedrig dosierte Betablocker können ebenfalls dazu beitragen, die Gefäße weiter zu stellen.

Hausmittel bei Wetterbeschwerden

• Als Hausmittel dienen alle Stoffe, die Gefäße weiter stellen. Zum Beispiel Tee-Extrakte aus Holunderblüten, Lindenblüten, Pfefferminze.

• Bewährt haben sich auch so einfache Maßnahmen wie Eisbeutel oder kalte Waschlappen auf der Stirn, der Heublumensack im Nacken und erholsame Ruhe.

- Entspannungsübungen wie Yoga, Autogenes Training, Meditation. Intensive Entspannung wirkt nicht nur auf Blutdruck und Gefäßsystem, sondern beeinflusst auch den Stoffwechsel der Hormone und Botenstoffe und die Gehirnwellenaktivität günstig.

- Ausreichender, erholsamer Schlaf ist aus mehreren Gründen wirksam gegen Wetterfühligkeit. Vor allem fördert er die Bildung des Hormons Melatonin, das eine umfassende Schutzwirkung hat. Außerdem werden weniger Stresshormone gebildet, was sich normalisierend auf Herzschlag, Blutdruck und Darmtätigkeit auswirkt, wenn diese von Wetterreizen beeinflusst werden.

- Setzen Sie sich möglichst regelmäßig den Wirkungen der Witterung aus. Kälte- und Wärmereize, wie beispielsweise beim Saunabaden oder bei Kneippschen Anwendungen, haben ebenfalls eine abhärtende Funktion – auch gegenüber Wetterfühligkeit (siehe auch Kneippkur und Klimatherapie). Entscheidend ist beim Saunabaden die Abwechslung zwischen Aufheizperioden im Schwitzraum und dem kalten Tauchbad bzw. Kaltwasserguss.

Wie das Immunsystem aktiviert wird

Inzwischen ist nachgewiesen, dass Saunabaden einen aktivierenden Effekt auf das Immunsystem hat. Der in der Sauna ausgelöste Hitze- und Kältereiz wird nämlich vom Körper als »krankhaft« empfunden. Das Abwehrsystem macht mit zeitlicher Verzögerung mobil, um gegen die Ursachen der hohen bzw. niedrigen Temperatur zu kämpfen. Wird nun aber Sauna regelmäßig und ohne Übertreibung praktiziert, stellt sich eine so genannte Konditionierung des Immunsystems ein: Es wird durch die Temperaturunterschiede sofort aktiviert, dadurch sind erfahrene Saunagänger gegen Krankheitserreger unempfindlicher, während Personen, die nur selten eine Sauna besuchen, häufig darüber klagen, dass sie im Anschluss eine Erkältung oder Grippe entwickeln. Bei ihnen ist der aktivierende Effekt, der sich nur durch Regelmäßigkeit einstellt, noch nicht entwickelt.

Ganz ähnlich wirkt sich Ausdauersport auf das Immunsystem aus. Grundsätzlich bedeutet körperliche Anstrengung erst einmal eine Schwächung des Abwehrsystems, denn es muss mit einer Menge von Stoffwechsel-Abfallprodukten, mit vermehrten Freien Radikalen und zusätzlich mit Krankheitserregern fertig werden. Bei regelmäßiger sportlicher Tätigkeit tritt jedoch ein ähnlicher Effekt ein wie bei der Sauna: Das Abwehrsystem wird konditioniert, durch Sport aktiviert, die Infektanfälligkeit wird geringer.

Bewegung an der frischen Luft senkt die Wetterfühligkeit. Und verbessert obendrein die Blutwerte, die Kreislauffunktion und das Abwehrsystem

Bei der Kneippkur dient das Wasser als Vermittler von Temperaturreizen. Hierdurch werden im Körper Reaktionen im Bereich der Blutgefäße, des Stoffwechsels und der Muskulatur bewirkt. Die Folge sind verbesserte Durchblutung, Entschlackung und allgemeine Entspannung. Insgesamt ist dies ein Abhärtungsprogramm, das auch vorbeugend gegen Wetterfühligkeit hilft. Kombiniert wird die Kneippkur mit körperlicher Bewegung. Die Mobilisierung bewirkt eine Verbesserung der Funktionen des Bewegungsapparates, ein Training von Herz-Kreislauf-Organen und eine Normalisierung krankhafter Stoffwechselwerte. Außerdem begünstigt sie die geistige Leistungsfähigkeit und fördert die seelische Entspannung. Nicht zuletzt stärkt eine gezielte Bewegungstherapie auch das Immunsystem (siehe »Wie das Immunsystem aktiviert wird«). Das Vermeiden von Risikofaktoren, Genussgiften und Reizüberflutung ist ebenso hilfreich zur Bekämpfung der Wetterfühligkeit wie das Wiedererlangen des seelischen Gleichgewichts. Dazu eignen sich die bekannten Entspannungs- und mentalen Stärkungstechniken wie Autogenes Training, Yoga, Qi Gong oder Atemtherapie.

• Körperliche Bewegung ist überhaupt ein wesentlicher Faktor bei der Bekämpfung der Wetterfühligkeit. Ob Aerobic, Gymnastik, Stretching, ob Ausdauersportarten wie Bergwandern, Joggen, Walking, Skilanglauf, Radfahren oder Treppensteigen: Wissenschaftliche Untersuchungen haben gezeigt, dass mäßig betriebener Sport nicht nur zu einer verbesserten Anpassungsfähigkeit des Herz-Kreislauf-Systems und zu einer Stärkung des

Immunsystems, sondern auch zu einer Normalisierung der Serotonin- und Melatoninspiegel und somit zu einer verminderten Anfälligkeit gegenüber Wetterreizen führt.

• Wenn Sie unter wetterbedingtem Kopfschmerz leiden, ist ausreichendes Trinken besonders wichtig. Wasser ist das Getränk der Wahl. Wenn genügend Wasser im Organismus vorhanden ist und das Blut infolgedessen optimal fließfähig ist, hat das eine verbesserte Durchblutung zur Folge. Außerdem nimmt das Gehirn bei Flüssigkeitsmangel zu wenig Wasser auf, es schrumpft. Da das Gehirn aber mit den Hirnhäuten an der knöchernen Schädelkapsel befestigt ist, können beim Schrumpfungsprozess Spannungen auftreten, die allein durch diesen mechanischen Reiz Kopfschmerzen auslösen. Wetterwirkungen verstärken diese Schmerzen noch. Im Normalfall sind zwei bis zweieinhalb Liter Flüssigkeit pro Tag erforderlich, um beschwerdefrei zu bleiben.

Ihre Wetterfühligkeit können Sie mit Messer und Gabel reduzieren. Wenn Sie Milch, Putenfleisch und Hühnereier mit Kartoffeln, Reis oder Nudeln kombinieren

• Essen Sie sich fit. Ein Mangel am Botenstoff Serotonin ist die Voraussetzung für viele Beschwerden der Wetterfühligkeit, da bestimmte Witterungsbedingungen den Serotoninmangel noch verstärken.
Wenn Sie bevorzugt Nahrungsmittel zu sich nehmen, die eine Vorstufe des Serotonins, nämlich die Aminosäure Tryptophan, enthalten, können Sie wirksam gegen Wetterfühligkeit vorbeugen. Allerdings müssen Sie darauf achten, dass Sie tryptophanhaltige Lebensmittel wie Milch, Emmentaler, Putenfleisch, Hühnerei oder Rinderfilet mit komplexen Kohlenhydraten aus Getreideprodukten, Brot, Kartoffeln, Reis oder Nudeln kombinieren. Nur dann werden die Anlieferungswege zum Gehirn nicht durch andere Aminosäuren blockiert, und das Tryptophan kann im Gehirn in Serotonin umgewandelt werden.

Wie das Klima Krankheiten heilt

Was der Wasserpfarrer Sebastian Kneipp einst als Lebenserfahrung an seine Anhänger weitergab, ist mittlerweile zu einer gut erforschten und in ihren Heilwirkungen bestens dokumentierten Therapie geworden. Sie wird erfolgreich gegen Bluthochdruck und Schwindel, gegen Hauterkrankungen wie Neurodermitis, gegen Allergien wie Asthma bronchiale, gegen Arteriosklerose und Herz-Kreislauf-Krankheiten, gegen Infektionsanfälligkeit und Osteoporose eingesetzt.

Da diese Therapie genau an dem Punkt ansetzt, der auch als die Schwachstelle für Wetterfühligkeit gilt, ist sie eine ganz entscheidende Maßnahme bei allen witterungsbedingten Gesundheitsproblemen. Sie kombiniert nämlich ein Ganzkörper-Bewegungstraining mit Abhärtung gegen Witterungsreize und bewirkt dadurch nicht nur verbesserte Blutwerte und Kreislauffunktionen sowie ein aktiveres Abwehrsystem, sondern auch eine deutliche Absenkung der Wetterfühligkeitsschwelle.

Die Effekte dieser Behandlung sind seit vielen Jahren am Institut für Medizinische Balneologie und Klimatologie der Münchner Ludwig-Maximilians-Universität erforscht und bewiesen worden. Inwieweit dabei die elektrischen Vorgänge der Witterungsbedingungen eine Rolle spielen, ist allerdings nicht untersucht worden. Die gesundheitlichen Veränderungen sind bisher hauptsächlich den klassischen Wetterfaktoren wie Temperatur, Wind, Feuchtigkeit, Sonnenstrahlung, ultravioletter Strahlung, Ozon und Luftreinheit zugeschrieben worden.

Es ist jedoch nahe liegend, dass Einflüsse wie Sferics oder negative Ionen, die vor allem in den großen Höhen der Bergwelt und in der Reinluft am Meer eine bedeutende Rolle spielen, die klassischen Faktoren noch erheblich verstärken.

Natürlich sollen die positiven Effekte von sauberer Frischluft, von Sonnenlicht oder vor allem die von Kältereizen hier nicht unterbewertet werden. Sie sind schließlich die entscheidenden Faktoren, die im Laufe der Evolution das Leben unter den stets veränderlichen Umweltbedingungen geprägt und möglich gemacht haben.

UV-B-Strahlen verursachen nicht nur Hautkrebs. Sie fördern auch starke Knochen, die Blutzirkulation und das Abwehrsystem. Deshalb ist die übertriebene Anwendung von Sonnenschutzmitteln alles andere als ratsam

Die Klimatherapie für Wetterfühlige

Die bedeutendste deutsche Expertin für Klimatherapie ist
Prof. Dr. Dr. Angela Schuh vom Münchner Institut für Balneologie
und Klimatologie. Sie setzt bei mangelnder Stressbewältigung
und Zuständen eines mangelhaften Ganzkörper-Trainingszustan-
des auf ein körperliches Ausdauertraining im Hochgebirge, verbunden mit einem so genannten Thermoregulationstraining. Von
dieser Therapie können vor allem auch Wetterfühlige profitieren,
da bei ihnen nämlich ein chronischer Mangel des Ganzkörper-
Trainings vorliegt.
Eine verbesserte Anpassungsfähigkeit an Temperaturen führt bei
ihnen auch zu einer verbesserten Anpassung an Wetterumschwünge, die häufig mit Temperaturveränderungen verbunden
sind. »Ist der Körper entsprechend trainiert, werden Wetterumschwünge nicht als Belastung, sondern als positiver und anregen-
der Reiz empfunden, an den Herz-Kreislauf-System und Thermoregulation angepasst sind«, erklärt Frau Prof. Schuh.

Blutdruck mit Wetter kurieren

Die Klimamedizinerin konnte zum Beispiel nachweisen, dass der
erhöhte Blutdruck von 98 Patienten schon nach dreiwöchiger
Klimatherapie auf den Wert normal gesunder Personen abgesenkt
war. Und das ist ein ganz entscheidender Aspekt bei der Klimatherapie: Puls- und Milchsäurewerte, die zuvor meist überdurchschnittlich erhöht sind, normalisieren sich. Gleichzeitig steigt die Leistungsfähigkeit, die Wetterfühligkeit nimmt deutlich ab – und dieser positive Zustand hält im Normalfall mehrere Monate lang an.

Um wie viel besser muss es jemandem gehen, der es fertig bringt,
sich regelmäßig der Kombination aus körperlichem Ausdauertraining und Thermoregulation auszusetzen?
Als empfehlenswerteste Ausdauersportarten gelten Radfahren,
Laufen, Joggen, Gymnastik und Skilanglauf. Schwimmen in
möglichst kühlem Wasser kombiniert die körperliche Bewegung
mit dem Thermotraining und unterstützt die positive Wirkung.

Wer sich regelmäßig einer Verringerung der mittleren Hauttemperatur um nur 2° Celsius aussetzt, kann laut Prof. Schuh zudem mit einer anhaltenden Steigerung der körperlichen Leistungsfähigkeit rechnen. Denn die Kälte bewirkt eine Steigerung des so genannten aeroben Muskelstoffwechsels. Das heißt, dass vermehrt Sauerstoff für die Arbeitsleistung verbraucht wird. Es bildet sich weniger Milchsäure, und der Trainingseffekt einer solchen Leistung verdoppelt sich nachweislich.

Dieser Kälteeffekt ist natürlich unter Ausdauertraining am stärksten. Aber Frau Prof. Schuh wies nach, dass auch schon körperliche Ruhe mit leicht verringerter Hauttemperatur zu einem Anstieg der körperlichen Leistungsfähigkeit führt. Das spricht natürlich dafür, die Raumtemperaturen zu Hause und am Arbeitsplatz entsprechend niedrig zu halten.

Die Frischluft-Liegetherapie

Diese Behandlung nutzt den Kältetrainings-Effekt auf eine Weise, wie sie jeder auch zu Hause anwenden kann: Entscheidend ist, dass relativ niedrige Lufttemperaturen herrschen und dass die betreffende Person dabei keinem Luftzug ausgesetzt ist. Man legt sich ohne Zudecke auf eine Liege oder Decke am geöffneten Fenster, auf dem Balkon, der Terrasse oder im Park. Täglich 40 Minuten kühle Liegekur rufen die beabsichtigte leichte Abkühlung hervor, die auf Dauer mit einem Anstieg des Trainingseffektes, von verbesserter Leistungsfähigkeit bis zu nachlassender Wetterfühligkeit, verbunden ist.

Wie Kälte gesund hält

Die bloße Einwirkung von Kälte auf die Haut hat nämlich eine ganze Reihe von wichtigen Effekten:

• Sie führt auf Dauer zu einer verringerten Kälteempfindlichkeit und setzt die Schmerzschwelle weiter herab, bei der niedrige Temperaturen als unangenehm empfunden werden.

• Sie verändert die Tätigkeit der Gefäßmuskulatur, was zu einer verbesserten Anpassung des Kreislaufs an Umweltbedingungen und zu einer Verringerung von Wetterfühligkeits-Beschwerden wie Kopfschmerzen führt.

• Die lokale Durchblutung nimmt zu. Das bewirkt zum einen eine schnellere und stärkere Wiedererwärmung der Haut nach der Abkühlung; zum zweiten hebt die gesteigerte Durchblutung die Abwehrfähigkeit gegenüber Infektionen an.

• Durch die verbesserte Gefäßanpassung normalisiert sich der zuvor meist erhöhte Blutdruck. Und da dem Herzmuskel weniger Leistung abverlangt wird, nimmt auch die Herzfrequenz ab.

Die Sonne stärkt Knochen, Kreislauf und Immunsystem

Auch Sonnenbäder können zu einer Steigerung der körperlichen und geistigen Leistungsfähigkeit beitragen. Die entscheidenden positiven Wirkungen werden von den so genannten UV-B-Strahlen hervorgerufen. Das sind jene UV-Anteile, die bei übermäßiger Einwirkung allerdings auch das Hautkrebsrisiko erhöhen. In verträglicher Dosierung sind UV-B-Strahlen aber der entscheidende Faktor für die gesundheitlichen Wirkungen der Sonne. Diese können beispielsweise in der Heilung von Hautkrankheiten, Verstärkung des Knochenstoffwechsels über die vermehrte Vitamin-D-Bildung, in verbesserter Fließfähigkeit des Blutes, Verringerung von Atemwegserkrankungen und Anregung des Abwehrsystems bestehen. Da Sonnenschutzmittel in erster Linie die als schädlich erachteten UV-B-Strahlen ausfiltern, wird eine Sonnentherapie (Heliotherapie) ohne jeglichen Sonnenschutz empfohlen, um das natürliche Verhältnis zwischen den bräunenden UV-A-Strahlen und den gesundheitsfördernden UV-B-Strahlen optimal zu nutzen.

Die UV-B-Strahlen normalisieren beispielsweise die Teilung und Neubildung von Zellen in der Haut, die bei Erkrankungen wie dem atopischen Ekzem oder bei Psoriasis gestört sind. Eine wichtige Rolle spielt offenbar dabei auch die Bildung von Vitamin D3. UV-B-Strahlen haben aber auch eine Wirkung auf die körperliche und geistige Leistungsfähigkeit des Menschen. Denn unter UV-B-Bestrahlung steigt die Sauerstoffverwertung im Körper und damit die Bereitstellung von Energie. Die roten Blutkörperchen geben unter der Anregung der UV-B-Strahlen deutlich mehr Sauerstoff an die Kleinstkraftwerke der Körperzellen, die so genannten Mitochondrien, ab. Insofern werden UV-B-Kuren in ihrer Wirkung sogar dem Nutzen eines körperlichen Ausdauertrainings gleichgestellt: »Aufgrund unserer Ergebnisse kann die Schlussfolgerung gezogen werden, dass UV-Bestrahlung dieselben metabolischen Effekte hervorruft wie ein Ausdauertraining«, folgert Frau Prof. Schuh.

Entscheidend ist dabei jedenfalls, dass die Einwirkung der Sonne immer nur von kurzer Dauer ist. Die genaue Zeitdauer ist individuell sehr unterschiedlich und verändert sich auch bei wiederholter Anwendung.

Bei der Heliotherapie wird diese Zeitdauer deshalb für jeden Patienten individuell durch Ermitteln der so genannten Erythemschwelle festgelegt: Das ist die Zeitspanne, nach der sich eine Rötung der Haut als Folge der Sonneneinstrahlung einstellt.

Die Terrainkur

Sie wird bei der Klimatherapie zusätzlich zu Frischluft-Liegekuren und zu wohl dosierten Sonnenbädern als dritter wichtiger Bestandteil angewandt. Wie der Begriff schon andeutet, spielt die Landschaft – bevorzugt im Hochgebirge – dabei eine entscheidende Rolle. Denn die Steigungen, die in solchem Terrain zu bewältigen sind, verwandeln jeden Spaziergang in ein Ausdauertraining.

Eine Terrainkur kann auch auf dem Hometrainer, durch Treppensteigen oder im Fitness-Studio gemacht werden. Entscheidend ist dabei nur, dass nie zu viel des Guten getan wird

Hinzu kommt: Das kühle Klima im Hochgebirge bedeutet zugleich ein Temperatur-Anpassungstraining, und die saubere Luft begünstigt Atmung und Sauerstoffverwertung. Jede Art von Schadstoffbelastung während einer Terrainkur sollte vermieden werden. Auch stellt schwüles Wetter eine Kreislaufbelastung dar. Kühles Wetter ist für die Terrainkur ideal.

Der wichtigste Effekt bei der Terrainkur ist der Anstieg der Herzfrequenz durch die Dauerbelastung. Die Pulsschlag-Obergrenze wird dabei bestimmt durch das Lebensalter des Patienten: Pro Minute sollten 180 Pulsschläge abzüglich des Lebensalters erreicht werden. Bei einem 30-Jährigen wäre das also ein Puls von 150, bei einer 70-Jährigen ein Puls von 110.
Natürlich kann die Terrainkur theoretisch auch auf dem Hometrainer, beim Treppensteigen im Hochhaus oder beim Aerobic im Fitnessstudio absolviert werden. Die Studios haben zudem den Vorteil, dass sie meist elektronische Pulsmesser zur Verfügung stel-

len und die Herzschlagkontrolle nicht schwer fällt. Wer individuell seine Terrainkur im Mittel- oder Hochgebirge absolvieren mag, sollte sich einen Pulsmesser besorgen, der wie eine Armbanduhr am Handgelenk befestigt wird und der seine Impulse drahtlos von einem Sender erhält, der mit einem Brustgurt auf der Haut in der Herzgegend festgehalten wird.

Wichtig: Auch wer sich zum Bäumeausreißen stark fühlt, sollte die Obergrenze der Pulswerte nicht überschreiten. Er gerät sonst in den anaeroben Bereich – das heißt, dass dann der durch die Lungen aufgenommene Sauerstoff nicht ausreicht und die Muskelenergie ohne Verwendung von Sauerstoff bereitgestellt werden muss. Dadurch wird die (schädliche) Milchsäurebildung im Muskel erhöht und der Trainingseffekt nahezu halbiert.

Schöne

neue Welt

Stellen Sie sich vor, Sie blicken im Büro auf Ihren Iono-meter. Draußen herrscht Inversionswetterlage, das heißt: Warme Luftschichten lagern über einer Kälteblase von Luft, die nicht nach oben aufsteigen und deshalb auch nicht ausgetauscht werden kann.

Der Ionometer
im Büro

Bei solchem Wetter, bei dem sich die kalte Luft mit den Abgasen der Autos, der Heizungen und Kraftwerke anreichert, fühlt sich keiner so recht wohl. Das ist Smogwetter – mit allen negativen Begleiterscheinungen wie Atembeschwerden, Kopfschmerzen, Abgeschlagenheit und Konzentrationsstörungen.

Der Blick auf Ihren Ionometer bestätigt das. Dieses kleine Gerät an der Wand dient dazu, die Raumtemperatur, die Luftfeuchtigkeit und die Zahl der Ionen pro Kubikmeter Raumluft einstellen zu können. An diesem Tag drehen Sie den Regler einfach hoch: Für zwei Stunden genießen Sie Wasserfall-Atmosphäre mit 20.000 negativen Ionen, und schon fühlen Sie sich wie neugeboren. Sie atmen tief durch, Sie fühlen neue Kräfte in sich wachsen. Es ist kühl, aber Sie frieren nicht. Alle Ihre Gespräche mit Vorgesetzten, Mitarbeitern oder Kunden verlaufen harmonisch. Es kommt keinerlei Gereiztheit auf, auch wenn sich zwischendurch immer wieder schwierige Probleme ergeben.

Schalten Sie den Ionen-Generator an. Dann sind Müdigkeit und Abgeschlagenheit wie weggeblasen

Vermutlich denken Sie auch an frühere Zeiten zurück, an die Klimaanlagen aus der Steinzeit der Raumklimatisierung, und dann sind Sie froh, dass es mit der Anfälligkeit für Erkältungskrankheiten und Grippe, mit der Arbeitsunlust und der ständigen gereizten Stimmung der Mitarbeiter ein für allemal vorbei ist.

Klimaanlagen für eine bessere Welt

Wenn Sie sich zum Essen setzen, wissen Sie, dass Salat und Gemüse, die Sie verzehren, in Ionentreibhäusern – in denen elektromagnetische Felder alle Schädlinge und Parasiten fern halten – ohne Einsatz von Pestiziden zu gesundem Wachstum angeregt worden sind.

Sie wissen Ihre Kinder in der Schule, wohl behütet und unter dem Einfluss von genau berechneten Elektrofeldern, die das normale Körperwachstum und die Funktion der Organe ebenso regulieren wie die Lernfähigkeit.

Sie leben in dem Bewusstsein, dass überall, wo wichtige Entscheidungen für einzelne Menschen oder für das ganze Volk getroffen werden müssen, eine Atmosphäre herrscht, die keinerlei Unbeherrschtheit, keinen Zorn und auch kein Übermaß an

Stress aufkommen lässt. Politik ist friedvoller als früher, leider auch etwas langweiliger, aber dabei doch sachbezogener und gerechter geworden.

Für Ihr Schlafzimmer, in dem das Bett mit dem Kopfteil nach Osten ausgerichtet ist, besitzen Sie ein eigenes Aggregat, das nach dem Löschen des Lichtes sämtliche elektrischen Geräte im Raum ausschaltet und Sie zugleich in ein schwaches Magnetfeld hüllt, das einen erholsamen Schlaf mit angenehmen Träumen garantiert.

Strom statt Pillen

Wenn Sie morgens zum Joggen oder Walking aus dem Haus gehen, haben Sie Ihren Ionizer dabei – ein Gerät, ähnlich wie ein Walkman, das aber statt eines Kopfhörers eine Nasensonde mit zwei Kanälen hat und Ihnen das ideale Ionengemisch in die Nasenlöcher rieseln lässt.

Bald wird die Geißel der Zivilisation in Gestalt von Atemwegs-Allergien der Vergangenheit angehören. Denn ein regelmäßiger Aufenthalt in der Ionenkammer zur Behandlung von Asthma und Heuschnupfen bessert den Zustand der Patienten bis zur fast völligen Symptomlosigkeit. Statt mit Medikamenten wird der Blutdruck künftig mit Hilfe von Ionisatoren gesenkt, Knochenbrüche heilen im Vergleich zu früher in der Hälfte der Zeit, wenn die Bruchstelle mit elektromagnetischen Feldern behandelt wird. Patienten mit schweren Verbrennungen und Menschen mit starken, chronischen Schmerzen erfahren Heilung und Linderung im medizinischen Elektrolabor. Auch psychiatrische Erkrankungen wie Angstzustände, Depressionen oder Paniksyndrome können nebenwirkungsfrei mit einer Kombination aus Magnetfeldern und Ionen statt mit Psychopharmaka gebessert werden.

Die Zukunft hat schon begonnen

Sportler werden in Russland heute schon mit Ionen gedopt. Ganz legal. Und zur Behandlung von Asthma und Heuschnupfen kommen Patienten künftig in die Ionenkammer

Alles nur Utopie?

Keineswegs. Natürlich müssen noch zahlreiche Erfahrungen gesammelt, Geräte erprobt und Langzeitwirkungen beobachtet werden, bis diese schöne, neue Welt einmal Wirklichkeit wird. Bisher ist noch zu wenig bekannt über die Stärke der elektrischen Felder und der magnetischen Impulse, über die ideale Zahl und das optimale Verhältnis zwischen positiven und negativen Ionen in der Atemluft.

Aber einige Mosaiksteinchen dieses Bildes der Zukunft sind heute schon Wirklichkeit. Beispielsweise setzen Japaner an der Metropolitan Universität in Tokio negative Ionen ein, um Sportler nach erschöpfendem Training wieder schnell zu Kräften kommen zu lassen. Russische Wissenschaftler in Moskau arbeiten daran, durch das Einatmen negativer Ionen die Energieprozesse in Organzellen und im Gehirn zu steigern. In Rumänien werden negative Ionen eingesetzt, um Magengeschwüre rascher zu heilen. In Stockholm untersuchen Wissenschaftler, welchen Frequenzen von elektromagnetischen Feldern man Menschen und Tiere aussetzen muss, um den Schlaf zu optimieren. In Philadelphia wird die Auswirkung von elektromagnetischen Feldern auf das Brustkrebsrisiko geprüft, in Kalkutta/Indien laufen Studien, wie elektromagnetische Felder als Heilmittel gegen rheumatoide Arthritis eingesetzt werden können, und in Washington wird die Schutzwirkung von elektromagnetischen Feldern auf das Herz und dessen Tätigkeit untersucht.

Die Heilung von Knochenbrüchen mit Hilfe elektrischer Felder, der Einsatz von schwachen Magnetfeldern zur Bekämpfung von gesundheitsschädlichen Freien Radikalen, die Besserung von psychiatrischen Störungen durch Sferics oder Ionen und sogar die Anwendung von Magnetfeldern zur Behandlung von Multipler Sklerose sind weitere Beispiele aus dem umfassenden Forschungskatalog der Wissenschaft.

Kampf gegen Umweltverschmutzung

Eines ist jedenfalls heute schon klar: Eine gesunde Umwelt ist ohne Beachtung der bioelektrischen Aspekte in Zukunft undenkbar. Und auch die so genannte Umweltverschmutzung muss künftig differenzierter betrachtet werden als bisher: Es genügt einfach nicht mehr, lediglich festzustellen, ob Schwebstoffe oder Gase Krebs erregend sind, wenn sie in bestimmten Konzentrationen in der menschlichen Atemluft auftreten. So lebenswichtig wie der Sauerstoff ist auch die Anwesenheit von negativen Ionen in der Luft.

Es ist schließlich kein Wunder, wenn diffuse Krankheitsbilder wie etwa das Chronische Müdigkeitssyndrom (CFS) oder das Sick-Building-Syndrom (SBS) immer stärker um sich greifen – solange wir nämlich gezwungen sind, morgens in abgasgeschwängerter Luft zur Arbeit zu fahren, um dann acht oder mehr Stunden in Büros oder Fabriken zu verbringen, die zwar vielleicht den herkömmlichen Sicherheitsstandards und den Vorschriften für Raumtemperaturen entsprechen, die aber sozusagen ionentote Räume sind.

Ärzte und Wissenschaftler haben seit langem vermutet, dass der Begriff »verbrauchte Luft« weniger zu tun hat mit einem verringerten Sauerstoffgehalt der Atemluft als vielmehr mit dem Mangel an Ionen. Und japanische Forscher haben den Beweis erbracht: Sie zeigten, dass in einem Raum, in dem trotz idealer Temperatur, trotz angenehmer Luftfeuchtigkeit und trotz eines niedrigen Kohlendioxidgehaltes beim Menschen Symptome wie Atemnot und depressive Stimmung auftreten. Dies geschieht, wenn der Gehalt an Ionen unbeabsichtigt niedrig gehalten wird.

Übrigens übt eine extrem feuchte, warme Luft genau die gleichen Wirkungen aus. Denn anders als in der Umgebung von Wasserfällen, wo negative Ionen durch die Reibung der Milliarden von Wassertröpfchen in der Luft entstehen, ist feuchte Warmluft ein regelrechter Ionenkiller: Denn die positiv geladenen Wasserpartikel ziehen vorhandene negative Ionen an und neutralisieren sie. Die

Der Wasserfall im Wohnzimmer gehört in Zukunft möglicherweise zur Grundausstattung aller Häuser. Weil er ein gesundes Ionenklima schafft

Für die Russen hat die Zukunft längst begonnen. Raumstationen werden künstlich mit Ionen versorgt. Um einem menschlichen Versagen der Astronauten vorzubeugen

elektrische Ladung wird bei solcher Witterung durch die leitfähige, feuchte Luft außerdem sehr rasch »geerdet«.

Russische Wissenschaftler haben aus diesen Tatsachen konkrete Konsequenzen für die bemannte Raumfahrt gezogen. Zuerst hatten sie nachgewiesen, dass geschlossene Räume, in denen Ionenmangel herrscht, gesundheitsschädigend auf den Menschen wirken. Daraus leiteten sie die Vorschrift ab. Beispielsweise muss in Raumstationen eine Atmosphäre geschaffen werden, die mindestens 2000 Ionen pro Kubikzentimeter Luft sowie ein bestimmtes Verhältnis von negativen zu positiven Ionen enthält.

Heilklima in einer Schweizer Bank

Viele Skeptiker bezweifeln heute noch, dass Ionen wirklich so wichtig für Gesundheit und Wohlbefinden sind. Ihnen sollte eine Studie zu denken geben, die in einer Schweizer Bank gemacht wurde. Man ging von einem generellen Ionenmangel in klimatisierten Räumen aus, wie auch von der erhöhten Anfälligkeit des Menschen für Infektionen durch den dauernden Aufenthalt in solchen Räumen.

Ein Teil der Arbeitsräume der Bank wurde daraufhin so klimatisiert, dass ständig 4.000 Ionen pro Kubikzentimeter Luft vorhanden waren. Mehr als 300 Freiwillige erklärten sich bereit, in diesen Räumen zu arbeiten. 30 Wochen lang, also länger als ein halbes Jahr, waren sie in diesen ionisierten Räumen tätig, während etwa ebenso viele Kollegen in den auf herkömmliche Art und Weise klimatisierten Büros saßen.

Das Ergebnis des Tests: Die Ausfallzeiten wegen Erkrankungen der Atemwege waren in der Gruppe der normal arbeitenden Bankangestellten sechzehnmal höher als in der Gruppe der Mitarbeiter, die in den ionisierten Büros tätig waren.

Die schlimmsten Ionenkiller

Schon in den siebziger Jahren haben Forscher Messungen in Büroräumen gemacht, die nicht ständig belüftet waren und in denen jeweils vier Personen arbeiteten. Es stellte sich heraus, dass die Ionenzahlen pro Kubikzentimeter mit Fortschreiten des Tagesablaufs immer tiefer sanken, bis sie schließlich auf einem Tiefpunkt von 34 positiven und 20 negativen Ionen pro Kubikzentimeter anlangten – eine schlechtere Luft als im Smogbereich von Los Angeles.

Bei der Suche nach den Ursachen des Ionenverbrauchs nennen die Wissenschaftler heute allem voran die Zentralheizung, dann die Klimaanlagen, Auspuffgase und Heizungsemissionen, das Rauchen und – was eher für die Räume in Wohnungen gilt – Vorgänge wie Staubwischen, Staubsaugen und Kochen.

Das kommt daher, weil sich die Kleinionen (vor allem die negativ geladenen) sehr rasch mit großen Molekülen oder Feststoffpartikeln in der Luft wie etwa Abgasen, Kochdünsten, Hausstaub oder Rauch verbinden und dadurch unwirksam werden. Sie verlieren ihre elektrische Ladung, sobald sie die Oberfläche eines Moleküls oder Partikels mit entgegengesetzter Ladung berühren, die zudem auf sie anziehend wirkt.
Auch durch statische elektrische Felder, wie sie etwa im Bereich von Fernsehschirmen oder durch elektrisch aufgeladene Kunstfaserteppiche auftreten, können Ionen sehr stark gebunden werden. Sie werden durch diese elektromagnetischen Felder wie Mückenschwärme angezogen und schnell neutralisiert.

Die besten Ionentage

Normalerweise sind die Ionenkonzentrationen in Innenräumen viel niedriger als in der Außenluft. Die höchsten Ionenkonzentrationen treten als Folge der Sonneneinstrahlung im Tagesablauf am frühen Nachmittag auf. Im Jahresablauf sind die Sommermonate die eigentlichen »Ionenmonate«. An bewölkten Tagen ist die

Ionenkonzentration natürlicherweise niedriger als an strahlenden Sonnentagen, da die UV-Strahlen die Ionisierung fördern. Ein Abfall der Temperatur und ein Absinken der Luftfeuchtigkeit bringen einen deutlichen Anstieg der Ionenkonzentration mit sich. Neblige Novembertage haben im Vergleich zu anderen Jahreszeiten die geringsten Ionenkonzentrationen. Umgekehrt bringen starker Regen, speziell Gewitter, eine wahre Flut an Kleinionen mit sich.

Die natürliche Lebensspanne eines Ions liegt, wie schon erwähnt, durchschnittlich nur zwischen 50 Sekunden und maximal vier Minuten. Im Freien gibt es beständig natürlichen Nachschub, in Innenräumen bestimmt der Verbrauch von Ionen deren Konzentration. Oft beträgt diese nur zwei Prozent der Werte, die gleichzeitig in der Außenluft vorhanden sind.

Nur ein prägnantes Beispiel, welche ungeahnten Wirkungen möglich sind: »Bereits kurz nach dem Anzünden einer einzigen Zigarette sinkt die Kleinionenkonzentration im Raum um den Faktor 10 bis 100 und kehrt nach Beendigung des Rauchens nur langsam zum Ausgangswert zurück«, stellt Prof. Norbert Leitgeb, der Leiter der Abteilung Krankenhaustechnik am Institut für Elektro- und Biomedizinische Technik der Technischen Universität Graz, fest.

Im Freien tragen die Umweltverschmutzung durch Rauch und Auspuffgase und vor allem durch Schwebstäube, wie sie in der Nähe von vielen Industriebetrieben zu finden sind, zur Verringerung der Ionenkonzentration bei. Während sich in sauberer, frischer Luft je nach Lage zwischen 1.500 und 4.000 Kleinionen pro Kubikzentimeter finden, wurden im amerikanischen San Francisco Werte von weniger als 80 Ionen/cm^3 gezählt.

In einem Hühnerhaus gab es ein Massensterben. Grund: Das Dach war mit Plastikplatten gedeckt, die schädliche Ionen abgaben

Die Kunststoff-Falle

Kunststoffe und synthetische Kleidung sind prinzipiell Erzeuger von unerwünschten positiven Ionen. Das kann sogar dramatische Folgen haben. Denn viele Fälle von Atembeschwerden und Asthma sind vorwiegend auf eine durch Plastikmöbel oder Synthetics

hervorgerufene Überdosierung von positiven Ionen zurückzu-
führen, berichtet der Direktor des dänischen »Air Ionization
Institute«, Christian Bach.
Er führt als Beispiel den Fall eines Hühnerfarmers an, der zwei
anscheinend völlig baugleiche Häuser mit Legebatterien betrieb.
Allerdings starben in dem einen Haus wöchentlich 150 bis 200
Küken, und kein Mensch wusste, wieso. Es stellte sich heraus,
dass das eine Hühnerhaus ein Dach aus Holz besaß, während das
zweite mit Plastikplatten gedeckt war. In diesem Haus starben die
Küken. Es war sogar bei jedem Wetterumschwung eine Erhöhung
der Zahl der Todesfälle festzustellen.

Der Hühnerfarmer tat genau das, was auch alle empfindlichen
Menschen tun sollten, wenn sie in ihrem Wohnumfeld kunststoff-
beschichtete Möbel haben, aber nicht gleich ihr ganzes Mobiliar
austauschen wollen: Er behandelte die Plastik-Dachplatten mit
einem antistatischen Mittel. Und von da an war es vorbei mit dem
Massensterben im Hühnerhaus.

Es gibt die These, dass vor Beginn der industriellen Revolution
und vor Beginn des Plastik-Zeitalters unser globaler Luftraum
überwiegend von negativen Ionen bestimmt war, während heutzutage die positiven Ionen in der Überzahl sind. Positive Ionen
führen jedoch dazu, dass Menschen und Tiere sich unwohl fühlen,
da die roten Blutkörperchen vermehrt Serotonin ausschütten,
wenn sie mit positiven Ionen beladen werden; bei Einwirkung von
negativen Ionen dagegen nehmen sie lediglich mehr Sauerstoff
auf. Serotonin kann zwar unter Umständen die Stimmung vorübergehend positiv beeinflussen, es wirkt aber im Übermaß negativ. Es beeinflusst unter anderem die Schmerzwahrnehmung, die
Muskulatur der Blutgefäße und den Schlaf-Wach-Zustand.
Es wird vermutet, dass ein Zuviel an Serotonin auch Essstörungen
wie Magersucht oder Bulimie begünstigt, da auch Hungern zu
vermehrter Ausschüttung von Serotonin und zu euphorischen
Stimmungslagen führen kann. Die Euphorie schlägt jedoch meist
rasch in einen Zustand der Erschöpfung um. Das würde auch

erklären, weshalb sich Menschen häufig zerschlagen, müde und lustlos fühlen, wenn positive Ionen in der Raumluft vorherrschen.

Der geladene Mensch

Die bioelektrische Ladung des Menschen ist, so stellt es der englische Flugzeugelektriker und Ionenforscher Charles Topley dar, grundsätzlich überwiegend durch positive Ionen bestimmt. Wird die positive Ladung des Körpers noch erhöht – was beispielsweise durch Anreicherung von Umweltgiften wie Blei, Nickel oder Kadmium passieren kann –, dann treten Gesundheitsprobleme auf. Über diesen Mechanismus erklären britische Mediziner beispielsweise das aggressive Verhalten von Kindern, die verstärkt durch Blei belastet sind. Er nennt diesen Typ »widerspenstige Kinder«, ist aber überzeugt, diesen kleinen Patienten durch eine Behandlung mit negativen Ionen helfen zu können. Dadurch werde ein natürlicher bioelektrischer Status wiederhergestellt, der auch die Ausscheidung der belastenden Bleimengen fördern könne.

Einen beruhigenden psychischen Effekt hat laut Topley die Anreicherung der Raumluft mit negativen Ionen jedenfalls: Konferenzen, die in einer ionisierten Atmosphäre stattfinden, verlaufen in harmonischer und sachlicher Weise, ohne dass es zu Nervosität, Stress, zu Friktionen oder Gefühlsausbrüchen kommt.

Der Fluch der Technik

Der Mann, der die Theorie von der veränderten Ionisierung unserer Umwelt aufgestellt hat, ist ursprünglich Flugzeugelektriker in England gewesen, bevor er sich dem Feld der Ionen zugewandt hat: Charles Topley klagt die Industrie an, unsere Welt durch Vernichtung der negativen Ionen weniger lebenswert gemacht zu haben. Denn alle Umweltverschmutzung, sei es durch Industrieabgase, durch Haushalte oder durch Kernkraftwerke, bewirkt letzten Endes eine Zunahme der positiven und eine Abnahme der negativen Ionen. Ein einziges kohlebefeuertes Kraftwerk produziert nach Darstellung von Topley genügend Schwefeldioxid, um weite Bereiche der Umwelt mit positiven Ionen anzureichern.

Es ist überhaupt einer der Flüche der Technik, dass Erfindungen, die unser Leben eigentlich verbessern sollen, es letztlich verschlechtern. Schwedische Wissenschaftler vom »Royal Institute of Technology« in Stockholm haben beispielsweise die Auswirkungen von Klimaanlagen auf den Ionengehalt der Luft untersucht. Ausgerechnet die Anlagen, die dem Menschen ein gesundes und angenehmes Lebensklima verschaffen sollen, reduzieren den Gehalt der Luft an negativen Ionen auf ein Minimum und verursachen damit einen krankheitsfördernden Ionenmangel.

Ähnlich wirken sich auch Zentralheizungen und große, eiserne Öfen aus, weil sie die Raumluft zwar mit Wärme, aber zugleich mit positiven Ionen anreichern. Das liegt daran, dass große Metallflächen die negativen Ionen absorbieren, und das tun sie umso intensiver, je stärker die Luft im Bereich der Metallflächen verwirbelt wird. Klimaanlagen sind so konstruiert, dass die Luft über Metallschächte mit zahllosen engen Kurven im ganzen Gebäude verteilt wird – die reinsten Ionenfallen.

Menschen, die in klimatisierten Gebäuden arbeiten müssen, haben es immer schon vermutet: Über die Klimaanlage werden Krankheitserreger im ganzen Gebäude verteilt. Denn die Erkrankungshäufigkeit ist in klimatisierten Räumen höher als in nichtklimatisierten. Wie Untersuchungen zeigten, sind aber nur in Ausnahmefällen Krankheitskeime schuld, wenn nämlich die Filteranlagen nicht regelmäßig gewartet und mit neuen Filtern ausgestattet werden. Wahrscheinlich nimmt viel häufiger die Zahl der negativen Ionen als Folge der Klimatisierung in den Gebäuden so stark ab, dass die Beschäftigten auf Dauer eine Abwehrschwäche und dadurch eine erhöhte Anfälligkeit für Infektionen entwickeln.

Immer wieder hört man die Klage: Die Klimaanlage macht mich krank. Kein Wunder! Klimaanlagen bewirken grundsätzlich einen krank machenden Ionenmangel

Der Segen der Technik

Wenn uns manchmal das Wetter im Stich lässt und mit Ionen geizt, könnte uns dann nicht die Technik weiterhelfen? Sicher könnte sie das. Ionengeneratoren, die ein ideales Raumklima versprechen, werden sogar in ungeahnter Vielfalt angeboten – vor allem auf dem amerikanischen Markt. Aber die Experten warnen davor, sich blindlings auf solche Geräte zu verlassen.

Das Prinzip von Ionengeneratoren beruht darauf, dass durch Erzeugung eines starken elektrischen Feldes die in der Umgebung vorhandenen Ionen magnetisch angezogen werden. Teilweise werden durch das elektrische Feld auch elektrische Ladungen von vorher neutralen Molekülen freigesetzt, und die Zahl der Ionen steigt an. Mit Hilfe des elektrischen Feldes lassen sich die Ionen mit positiver Ladung von jenen mit negativer Ladung trennen. Und während die eher unerwünschten positiven Ionen vom elektrischen Feld festgehalten werden, können die negativen Ionen mit Hilfe eines Ventilators in der Raumluft verteilt werden. Es gibt so genannte Tritium-Generatoren und solche, die »Corona-Discharge«-Generatoren genannt werden.

In Russland gibt es noch eine besondere Art von Ionengeneratoren, die nach dem Prinzip der »Hydroaeroionisation« arbeiten. Dabei wird destilliertes Wasser von einem Gerät vernebelt – gleichsam eine künstliche Wasserfallatmosphäre geschaffen. Dies erzeugt Millionen von winzigen Wassertröpfchen und zugleich deren Anreicherung mit negativen Ionen. Solche Geräte werden beispielsweise zum »Ionendoping« im Sport eingesetzt. Täglich wird von den Athleten 15 Minuten lang der negativ geladene Wassernebel eingeatmet. Die Leistungsfähigkeit der Testpersonen steigt, wie sich zeigte, dadurch um 7 bis 30 Prozent innerhalb eines Monats an.

Aber solche Geräte stehen uns im Westen noch nicht zur Verfügung. Abgesehen davon, dass heute noch keine Einigkeit der Ionenforscher darüber besteht, welche Ionenkonzentrationen in welchem Mischungsverhältnis (positiver zu negativen Ionen) für

die Gesundheit ideal ist: Das Problem der künstlichen Ionener-
zeugung besteht hauptsächlich in unerwünschten, gesundheitsschädlichen Stoffen, die manche der auf dem Markt angebotenen
Generatoren nebenbei auch erzeugen. Einige der Geräte, die mit
beeindruckenden Lämpchen und Ventilatoren ausgestattet sind,
enthalten in ihrer Beschreibung nicht einmal die Versicherung,
dass sie überhaupt Ionen erzeugen, geschweige denn, welche Art
und welche Mengen. Und schließlich ist auch noch nicht geklärt,
ob es möglicherweise eine Form der Ionen-Überdosis gibt, die
den beabsichtigten gesundheitlichen Wert ins Gegenteil verkehrt.
Bislang profitieren allenfalls Patienten, die sich in die Hände
erfahrener Mediziner begeben, von solchen Generatoren.

Deshalb raten die Experten allen gesunden Menschen, lieber vor-
läufig die Finger von allen Geräten zu lassen, die nicht eine entsprechende Prüfung und Empfehlung durch kompetente Mediziner haben. Gefordert wird außerdem die Festlegung von Ionen-
Grenzwerten, also von Minimal- und Maximaldosierungen, wie es
sie ähnlich für die Konzentrationen von Kohlendioxid, für Raumtemperaturen und Luftfeuchtigkeit gibt.

Ohne Zweifel ist es bereits heute technisch möglich, mit Hilfe von
Ionengeneratoren die hygienischen Standards der Raumluft
erheblich zu verbessern oder die therapeutischen Effekte der
Ionen zu nutzen. Was aber fehlt, sind konkrete und verlässliche
»Ausführungsbestimmungen«. Es fehlt ferner auch an Umweltge-
setzen, die über die geltenden Smogverordnungen hinaus auf die
Ionenkonzentration in unserer Atemluft Rücksicht nehmen.

Zurück zur Natur

Bis uns also die Segnungen einer neuen Klimatechnik ins Haus
stehen, die Ionen nicht vernichtet, sondern vermehrt, müssen wir
zu den erprobten natürlichen Mitteln greifen, die schon unsere
Urgroßeltern nutzten, um auf ihr tägliches, gesundes Ionensoll zu
kommen. Hier ein paar Vorschläge:

- Öffnen Sie der Frischluft Tür und Tor. Die Erfahrung lehrt, dass das Einatmen ionenkonzentrierter Luft rasch helfen kann, Kopfschmerzen, Benommenheit, trockene und verstopfte Nasen oder rauen Hals zu beheben, und zwar ohne jegliche Nebenwirkungen.

- Achten Sie darauf, auch während der Heizperiode wenigstens alle zwei Stunden eine Stoßlüftung (kurz, aber heftig) durchzuführen, um die verbrauchte, ionenarme Luft durch Frischluft zu ersetzen.

- Wählen Sie ihren Sitzplatz im Büro oder zu Hause nach Möglichkeit nicht unmittelbar in der Nähe von Heizkörpern oder eisernen Öfen, die Unmengen von positiven Ionen erzeugen. Denn Luft, die über eine heiße Metallfläche fließt, lädt sich grundsätzlich mit positiven Ionen auf.

- Machen Sie Spaziergänge an der frischen Luft, vor allem auch bei wechselhaftem und regnerischem Wetter, da es erhöhte Ionenkonzentrationen mit sich bringt.

- Körperliche Anstrengung wie Ausdauersportarten (Radfahren, Walking, Bergwandern, Skilanglauf, Schwimmen) vervielfachen den Umsatz der Atemluft in den Lungen und versorgen Sie besser mit Ionen.

- Sorgen Sie beim Autofahren für die Zufuhr von Außenluft, denn in geschlossenen, beengten Räumen wirkt sich der Ionenverbrauch sehr rasch negativ auf die Befindlichkeit aus. Einiges von der Aggressivität und notorischen schlechten Laune der Autofahrer dürfte auf die Versorgung mit ionenarmer Atemluft zurückzuführen sein.

- Vor allem Personen, die unter Atembeschwerden oder Asthma leiden, sollten sich einerseits häufiger Frischluft verschaffen, andererseits bei der Auswahl von Kleidung und bei der Ausstattung von Wohnung und Büro auf natürliche Werkstoffe oder

Textilien zurückgreifen. Synthetics tendieren ebenso wie Kunst-
stoffoberflächen der Möbel dazu, sich bei Reibung positiv auf-
zuladen. Massivholzmöbel, die mit altmodischem Wachs
gepflegt werden, und Kleider aus Baumwolle oder Wolle sind
geeigneter als Nylon, Dralon und Stretch-Fasern. In Dänemark
hat der Leiter des »Danish Air Ionization Institute« schon rund
1000 Fälle von Asthma und Heuschnupfen kuriert, indem er
den Patienten zu einer Lebensumwelt aus natürlichen Stoffen
riet.

- Nach einem besonders stressreichen Tag empfiehlt es sich,
einen Waldlauf zu machen. Die vermehrte Sauerstoffzufuhr
in Verbindung mit den im Waldklima konzentriert vorhandenen negativen Ionen aktiviert den Parasympathikus im vegetativen Nervensystem. Das bedeutet: Sie werden in die Lage
versetzt, auszuspannen, sich zu erholen und nachts tief zu
schlafen.

- Wenn Sie die Möglichkeit haben, eine Saline aufzusuchen, wie
sie in etlichen Heilbädern zu finden ist, nutzen Sie diese Ionen-
quelle: Ein paar Stunden Entspannung auf einer Bank am Rande
der Reisigtürme, durch die heilkräftiges Wasser rieselt, bedeuten eine wahre Verjüngungskur.

Wir leben in einem Ozean von Luft, die ursprünglich alles enthält,
was wir für unsere Gesundheit brauchen. Um am Leben zu bleiben, müssen wir jeden Tag wenigstens zehntausend Liter Luft einatmen.
Ist es also ein Wunder, dass wir krank werden, wenn es überwiegend verbrauchte, verschmutzte, mit Autoabgasen angereicherte
Luft ist, die kaum noch negative Ionen enthält?

Im Fränkischen gibt es ein Lied, das wie eine Anleitung zum
gesünderen Leben anmutet: »Wohlauf, die Luft geht frisch und
rein, wer lange sitzt, muss rosten ...«
Handeln wir danach.

Das

ABC der

The

rapien

Von Akupunktur bis Zellenbad

Therapien

Akupunktur

Nach der chinesischen Lehre stehen bestimmte Punkte auf der Haut über Bahnen mit inneren Organen in Verbindung. Es gibt rund 800 solcher Punkte. Mit Nadeln aus Gold, Silber oder Stahl werden diese Punkte »angestochen«. Dies bewirkt, wie im Kapitel »Der Strom des Heils« beschrieben, einen Kurzschluss der minimalen Ströme, die auf den Nervenbahnen weitergeleitet werden. Hierdurch lassen sich Beschwerden lindern und Schmerzen verringern. Bei der **Akupunktur-Anästhesie** wird die Wirkung der Nadeln durch Anschluss an ein Gleichstromgerät verstärkt.

Defibrillation

Bei dieser in der Notfallmedizin alltäglich eingesetzten Elektroschocktherapie werden kurze, starke Gleichstromimpulse eingesetzt, um bei Patienten das Herzflimmern zu beseitigen. Bei Kammerflimmern sind die Herzkammern aus dem normalen Rhythmus geraten und in wogende Bewegungen übergegangen, durch die jedoch kein Blut weitergepumpt wird. Die Stromstöße bewirken, dass die Bewegungen der Herzkammern wieder »gleichgerichtet« werden und ihren natürlichen Takt aufnehmen. In den meisten Fällen muss hinterher der Takt des Herzens mit einem Herzschrittmacher gesteuert werden. Neuerdings gibt es auch Geräte, die in den Körper eingepflanzt werden und die die Funktion eines Herzschrittmachers mit der eines Defibrillators verbinden. Im Bedarfsfall geben die über Sensoren mit dem Herzmuskel verbundenen Geräte einen oder mehrere Elektroschocks ab.

Elektrische Bandagen

Elektrische Bandagen helfen gegen Rückenverspannungen, Kniearthrosen und Tennisellenbogen. Auch bei Patienten, bei denen alle Medikamente nicht helfen konnten

Es handelt sich um Bandagen, die elektrostatisch aufgeladen und gegen Schmerzen bei Muskelverspannungen oder Nervenreizungen eingesetzt werden. Die Bandagen entwickeln ein elektrostatisches Feld von 10 bis 15 kV/m. Eingesetzt wurden sie beispielsweise in einer Doppelblindstudie am Rheuma-Therapie-Zentrum Nürnberg bei Hals-Wirbelsäulen-Syndromen, Verspannungen im

Schulterbereich, bei Kniearthrosen und Tennisellenbogen. Ausge-
wählt wurden Patienten, bei denen Medikamente nicht hinrei-
chend geholfen hatten. Die Bandagen wurden rund drei Wochen
lang täglich mindestens zwölf Stunden getragen. Bei 77 von 89
Patienten kam es aus der Sicht des Arztes, bei 70 Patienten auch
aus deren subjektiver Sicht zu sehr guten bis befriedigenden
Resultaten.

Elektroakupunktur

Sie ist ursprünglich eine diagnostische Methode, wurde in den
fünfziger Jahren von Dr. Reinhard Voll entwickelt. Bei diesem Verfahren wird das elektrische Potenzial an bestimmten Akupunkturpunkten gemessen. Die Reizung erfolgt hierbei mit besonders
schwachen, so genannten Mikroreizströmen. Durch den Vergleich
mit Normalwerten lässt sich auf bestimmte krankhafte Störungen
schließen, die mit einer Veränderung der elektrischen Leitfähigkeit einhergehen. Gleichzeitig können elektrische Reize an den
Akupunkturpunkten gesetzt werden, was eine therapeutische
Wirkung zur Folge hat.

Stärkere Ströme werden bei der **akupunkturähnlichen TENS** eingesetzt. Hierbei werden deutlich spürbare Impulse benutzt, die
an motorischen Reizpunkten ansetzen, um starke Muskelschmerzen oder Schmerzen im Bereich der Wirbelsäule zu behandeln.
Bei dieser Methode wird eine Wirkung erzielt, die außer der Überlagerung von Schmerzreizen offenbar auch eine vermehrte Ausschüttung von schmerzunterdrückenden, körpereigenen Botenstoffen mit sich bringt.

Elektrochirurgie

Operationsmethode mit Hilfe des »elektrischen Messers«. Statt
eines Skalpells wird eine Art Glühfaden verwendet, der unter
Hochfrequenzstrom gesetzt wird und das Gewebe durch Hitze-
einwirkung zerteilt. Da die Wundflächen dabei infolge der Hitze
verschmort werden, erfolgt auch eine sofortige Blutstillung.

Das Verfahren wird verwendet in der Gehirnchirurgie, aber auch zur Entfernung von Geschwulsten im Darm oder in der Harnblase mit Hilfe einer endoskopisch eingeführten elektrischen Schlinge.

Elektrodiagnosen

Allgemein werden darunter Verfahren verstanden, mit deren Hilfe die Funktion von Muskeln oder Nerven überprüft werden kann. Es gibt Verfahren wie das **Elektrokardiogramm (EKG)** zur Messung der Aktivität des Herzmuskels oder das **Elektroenzephalogramm (EEG)** zur Messung der Gehirnströme sowie eine ganze Reihe spezieller diagnostischer Verfahren.

- Beim **Elektrodermatogramm** wird der elektrische Widerstand der Haut gemessen; auf diese Weise können beispielsweise die Akupunkturpunkte nachgewiesen werden.
- Die **Elektrocochleographie** misst die elektrische Aktivität des Gehörnervs und der Gehörschnecke im Innenohr. Solche Tests werden beispielsweise eingesetzt, um Kinder auf gravierende Hörschäden zu testen; man wendet sie auch an bei Personen, bei denen unklar ist, ob sie taub sind oder dies nur simulieren.
- Das **Elektrogastrogramm** ist eine Aufzeichnung der elektrischen Aktivität bei der Tätigkeit des Magens – ganz ähnlich wie beim EKG.
- Die **Elektrogustometrie** dient der Feststellung, ob der Geschmackssinn der Zunge funktioniert. Dabei wird die Zungenoberfläche mit der jeweils für bestimmte Geschmacksempfindungen charakteristischen Stromstärke gereizt.
- Die **Elektromyographie** misst die elektrische Aktivität in Muskeln, gibt Aufschluss über deren Funktionen und zeichnet deren Verlauf auf.
- Ein **Elektrookulogramm** kann die elektrischen Aktionsströme der Augen messen und aufzeichnen.

Elektroenzephalogramm (EEG)

Mit diesem Verfahren wird das elektrische Geschehen gemessen und dargestellt, das sich bei Aktivität im Gehirn abspielt. Elektroden messen die Unterschiede im elektrischen Potenzial auf der Kopfhaut. Aus dem Bild, das sich daraus ergibt, können Aktivitäten bestimmter Gehirnbereiche abgelesen werden.
Diagnostisch ist das EEG zur Klärung von Gehirntumoren, von Gefäßerkrankungen im Gehirn oder bei Anfallskrankheiten wichtig.

Elektrokardiogramm (EKG)

Messung und Aufzeichnung der elektrischen Ströme, die bei der Tätigkeit des Herzmuskels entstehen. In jeder Phase der Herztätigkeit treten unterschiedlich starke elektrische Ströme auf, die insgesamt ein charakteristisches Bild des Herzschlags mit bestimmten Zacken und Strecken ergeben.
Abweichungen vom Normalbild lassen auf Herzerkrankungen schließen. Vor allem Rhythmusstörungen, aber auch Durchblutungsstörungen der Herzkranzgefäße können auf diese Weise erkannt werden.

Elektrokatalyse

Heißt wörtlich übersetzt: Elektrische Beschleunigung.
Gemeint ist ein Verfahren, bei dem mit Hilfe von elektrischem Strom Arzneimittel durch die Haut in den Organismus gebracht werden. Arzneimittel, die sich für übliche Medikamentenpflaster eignen, bestehen aus sehr kleinen Molekülen, die auf natürliche Weise durch die Haut dringen und vom Körper aufgenommen werden. Bei größeren Molekülen wird elektrischer Strom eingesetzt, der eine kurzzeitige Weitstellung der Poren bewirkt, damit das Medikament aufgenommen werden kann.

Elektroschock, auch Elektrokrampf-therapie

Dieser Behandlung haftet etwas vom Begriff einer Elektrofolter an. Dennoch nimmt der Elektroschock – heute als »Elektrokrampftherapie« oder »Neuroelektrische Therapie« (NET) ein Begriff – einen unverzichtbaren Stellenwert in der Behandlung bestimmter Fälle von wahnhafter Depression oder von schizophrenen Psychosen ein.

Grundlage für diese Behandlung war eine Beobachtung, die in den dreißiger Jahren gemacht wurde: Epileptikern, die unter Psychosen litten, ging es unmittelbar nach einem epileptischen Anfall objektiv besser als zuvor. Bei der Neuroelektrischen Therapie dient der Elektroschock dazu, künstlich einen derartigen Krampfanfall hervorzurufen.

Die Patienten werden heutzutage unter Narkose behandelt und dabei von einem Anästhesisten überwacht. Restlos geklärt ist die Wirkung dieser Behandlung nicht.

Experimente an Tieren haben jedenfalls gezeigt, dass durch Auslösung eines epileptischen Anfalls die Bildung der Gehirnbotenstoffe wie Serotonin, Dopamin und des Hormons Noradrenalin angekurbelt wird.

Elektrostimulation

Zur Behandlung von Harninkontinenz wird erfolgreich eine Reizstrombehandlung mit maximal 60 mA Stromstärke bei Patienten eingesetzt, bei denen medikamentöse Behandlungen nicht vertragen werden oder keine Wirkung zeigen.

Durch die Elektrostimulation wird ein Zusammenziehen der Beckenbodenmuskulatur ausgelöst, was einer passiven Beckenbodengymnastik gleichkommt. Da es sich um ein Muskeltraining handelt, treten Erfolge erst nach einiger Zeit, normalerweise nach fünf bis sechs Wochen, ein.

Die Elektrostimulation wird täglich zweimal für 20 Minuten über einen Zeitraum von drei Monaten angewendet. Die Erfolgsraten liegen bei 50 bis 80 Prozent.

Galvanische Therapie (Gleichstrom-therapie)

Dabei handelt es sich um einen Gleichstrom, der während der Behandlung konstant das Gewebe durchfließt. Das entstehende elektrische Feld bewirkt Bewegungen der Ionen, die in den Körperflüssigkeiten enthalten sind, und eine dauerhaft verstärkte Durchblutung. Der Gleichstrom wird sowohl zur Behandlung von Hautgeschwüren als auch zur Förderung von Wundheilung und zur Linderung von Schmerzzuständen eingesetzt. Entscheidend für die Wirkung ist die Stromflussrichtung: Fließt der Strom von den Füßen zum Kopf, hat er betäubende Wirkung, ein umgekehrt fließender Strom wirkt eher belebend. Häufig angewendet werden Teil- und Vollbäder, die den Vorteil haben, dass das Wasser als Stromleiter die behandelten Körperteile vollkommen umfließt und dadurch einen optimalen Stromübergang in den Körper ermöglicht. Bei wiederholter Anwendung von galvanischem Strom kann es zur Austrocknung der Haut kommen, weshalb nach der Therapie eine entsprechende Hautpflege vorgenommen werden sollte. Die austrocknende Wirkung wird übrigens genutzt, um mit dieser Methode krankhaftes Schwitzen an Händen oder Füßen zu behandeln. Als Nebenwirkungen treten bei diesen Therapien gelegentlich Prickeln, Stechen oder Hitzegefühle auf der Haut auf. Angewendet werden galvanische Therapien unter anderem bei Durchblutungsstörungen, Muskelschmerzen, Neuralgien, chronischer Polyarthritis, Rheuma, Sehnenscheidenentzündungen, Hautgeschwüren, zur Wund- und Knochenheilung, bei Muskelverspannungen, Lähmungen und übermäßigem Schwitzen an Händen und Füßen.

Strom kann die Poren der menschlichen Haut öffnen. So lassen sich bestimmte Medikamente mühelos auch über die Haut verabreichen

Herzschrittmacher

Das Herz richtet sich in seiner Arbeit nach Impulsen, die über das so genannte Reizleitungssystem vermittelt werden. Ist dieses System gestört, kommt es zu Herzrhythmusstörungen oder sogar zum Herzstillstand. Herzschrittmacher sind kleine Geräte, die in die Brust- oder Bauchwand eingepflanzt und über ein Kabel mit dem Herzen verbunden werden. Sie geben im gewünschten Rhythmus kleine Stromstöße an das Herz ab und steuern damit den Herzschlag. Heute gibt es Geräte, die den Schlagrhythmus den jeweiligen körperlichen Anforderungen anpassen. Moderne Schrittmacher sind durch abschirmende Metallkapseln gegen äußere Störeinflüsse wie Handys, elektrische Rasierapparate oder elektronische Schleusen an Flughäfen geschützt.

Hochfrequenztherapie

Mit modernen Hochfrequenzgeräten können bestimmte Bereiche im Körper ganz gezielt erreicht werden. So lassen sich Prellungen und Muskelschmerzen, Arthrosen und Entzündungen heilen

Dies ist ein Erwärmungsverfahren, bei dem Wechselströme mit einer Frequenz von 100 kHz bis 3 GHz eingesetzt werden. Hierbei zwingt die enge Nachbarschaft zu Frequenzen, wie sie auch im Funk und Fernmeldewesen eingesetzt werden, zu sehr exakt arbeitenden Geräten. Alle in diesem Bereich eingesetzten Therapien – von Kurz- über Dezimeter- bis hin zu Mikrowellen – führen zu einer Erwärmung tief gelegener Gewebe im Organismus. Die Erhöhung der Temperatur im Behandlungsgebiet steigert die Stoffwechselvorgänge, regt die Durchblutung an und kann zu einem allgemeinen Anstieg der Körpertemperatur führen. Das hat insgesamt eine Verstärkung der Tätigkeit des Abwehrsystems zur Folge. Das Bindegewebe wird elastischer, und die Muskeln arbeiten besser. Die Nervenleitgeschwindigkeit erhöht sich, und die Hormonproduktion wird aktiviert.

Die Art der Geräte und die Abstimmung der Frequenzen machen es möglich, ganz bestimmte Gewebe gezielt zu erreichen und zu erwärmen. Für diese Behandlung kommen alle Krankheiten infrage, die sich generell durch Wärme bessern lassen, wie etwa schmerzhafte Veränderungen an Muskeln und Bindegewebe, Gelenkschmerzen, Arthrosen, Prellungen und Muskelzerrungen, Furunkel und Abszesse, Narbenschmerzen, Rheuma, Bronchitis, Prostataentzündungen, Nebenhöhlenentzündungen oder Beschwerden nach Zahnextraktionen.

Mikrowellen sind deutlich kürzer als Kurzwellen und gehören schon in die Nachbarschaft von Licht- und Wärmestrahlen.

Deshalb werden sie, ähnlich wie Licht, auch reflektiert; bei einer Bestrahlung des Gesichtes sind jedenfalls Schutzbrillen erforderlich.

Schwerionen-Therapie: Ein neues, technisch sehr aufwendiges Verfahren, das in der Krebsbehandlung eingesetzt wird. Und zwar bei Tumoren, die mit herkömmlichen Methoden nicht behandelt werden können. Beispielsweise bei Gehirntumoren, die im Bereich der Schädelbasis angesiedelt sind, wie Chondrosarkome oder Chordome. Bestrahlt wird mit ionisierten Kohlenstoffatomen, die im Vergleich zu Röntgenstrahlen präziser an den Tumor herangebracht werden können und die mit zunehmender Eindringtiefe stärker wirken. Eine Anlage, die solche Ionenstrahlen erzeugen kann, steht in Darmstadt am Institut für Schwerionenforschung.
In Japan wird diese Strahlentherapie schon länger praktiziert. Dort entstand eigens für therapeutische Zwecke ein Mehrionenbeschleuniger für umgerechnet rund 500 Millionen Mark. In 90 Prozent der behandelten Fälle sind damit bisher beeindruckende Erfolge erzielt worden.

Iontophorese

Eine Spezialform der galvanischen oder Gleichstromtherapie, bei der dem Elektrobad Medikamente zugesetzt werden. Wie bei der Elektrokatalyse wird der elektrische Strom benutzt, um den Transport der in Ionenform vorhandenen Arzneimittel durch die Haut in den Körper zu fördern oder überhaupt erst zu ermöglichen. Je nach Art der Wirkstoffe kann die Aufnahme des Arzneimittels in die Haut dabei um den Faktor zehn bis 2000 gesteigert werden. Der Stofftransport dauert etwa 30 Minuten. Auf diese Weise werden Arthritis und Arthrosen, Sportverletzungen, Weichteilrheuma, Muskelverspannungen, Neuralgien und chronische Polyarthritis behandelt. Als Zusatz eignen sich vor allem Präparate, die als wässrige Lösungen oder Gels vorliegen – Schmerzmittel, gefäßerweiternde Medikamente, Kortison, gerinnungshemmende Mittel und lokale Betäubungsmittel.

Luftionisation

Trotz überzeugender wissenschaftlicher Erkenntnisse ist die gezielte Anreicherung der Luft mit Ionen zur Hebung des Wohlbefindens und zur Stärkung des Abwehrsystems noch keine verbreitete Maßnahme. Diese Technik wird aber noch eine bedeutende Rolle in der Zukunft spielen, nachdem die bisher üblichen Klimaanlagen regelrechte Ionenkiller sind, was den häufig beklagten negativen Einfluss von Klimaanlagen auf das Wohlbefinden und die Konzentrationsfähigkeit erklären könnte (siehe auch das Kapitel »Schöne neue Welt«). Jedenfalls wird schon heute in Japan und Russland eine Form von **Ionendoping** mit Hilfe künstlich erzeugter, negativer Ionenkonzentrationen praktiziert. An der Metropolitan Universität in Tokio wurden negative Ionen genutzt, um die Regeneration nach körperlicher Anstrengung zu verstärken. Eine Ionensauna erprobte man an der Hokkaido Universität in Sapporo.

Wurden konzentriert negative Ionen erzeugt, war der Effekt des Schwitzens bei den Testpersonen erheblich stärker als bei Versuchen ohne Ionen.

In Japan wurde ein Saunabad mit negativen Ionen beschickt. Die Folge: Die Saunabesucher schwitzten erheblich mehr Schadstoffe aus

Magnetfeldtherapie

Magnetfelder werden seit etwa sechs Jahrzehnten zu medizinischen Behandlungszwecken eingesetzt. Ihr großer Vorteil: Keine Nebenwirkungen und Ersparnis von Medikamenten. Von Magnetfeldern werden sämtliche elektrischen Vorgänge im Körper beeinflusst. Vor allem kommt die Wirkung durch den Einfluss des Magnetfeldes auf Beweglichkeit und Bewegung von Elektronen und Ionen zustande. Da der Stoffwechsel im Organismus engstens mit dem Ionenaustausch zwischen dem Innenraum der Zellen und ihrer Peripherie verknüpft ist, geht es also um eine Wirkung auf der Ebene der Zellen. In einem kranken Organismus sind jedenfalls nachweislich der Zellstoffwechsel und die damit verbundene Energiegewinnung durch Sauerstoff und andere Energieträger gestört. Das Magnetfeld durchdringt alle Stoffe, wirkt also in jeder gewünschten Tiefe des Organismus. Es beschleunigt den

Ionentransport, zwingt gewissermaßen die kranke, ermüdete Zelle wieder zu normalem Betrieb.

Auf diese Weise ist verständlich, dass die Magnetfeldtherapie auf so breiter Ebene eingesetzt werden kann, von der Sportverletzung über Rheuma, Alterskrankheiten und Krebs bis hin zu Erkrankungen der Gefäße, der Prostata oder des Kiefer- und Zahnbereichs. Heilwirkungen werden erzielt durch die entgiftende Wirkung im Magnetfeld: Schad- und Schlackenstoffe werden beschleunigt abgebaut, die Durchblutung verbessert, und die Zellteilungsrate kann gleichzeitig gesteigert werden. Hierauf beruht beispielsweise die Wirkung bei der Wundheilung oder bei der Behandlung von Blutergüssen. Außerdem ist das verstärkte Durchwachsen verheilenden Gewebes mit neuen Blutgefäßen unter Magnetfeldtherapie nachgewiesen. Zu therapeutischen Zwecken werden vor allem magnetische Wechselfelder niedriger Frequenz (20 bis 500 Hz) eingesetzt.

Microcurrent-Therapie

Im Gegensatz zu den bisherigen elektrotherapeutischen Verfahren handelt es sich bei der Microcurrent-Therapie (= Mikro-Strom-Behandlung) um ein Verfahren, bei dem extrem geringe Stromstärken von 10 bis 600 Mikroampere eingesetzt werden. Ähnliche Stromstärken werden auch an menschlichen Zellmembranen gemessen. Andere Methoden wie TENS setzen hundert- bis tausendfach stärkere Ströme ein. Den Microcurrent-Strom spürt der Patient kaum, allenfalls als leichtes Kribbeln. Die Microcurrent-Therapie wird zur Schmerzbehandlung ebenso wie zur verbesserten Wundheilung empfohlen. Die Wirkung beruht auf der Erniedrigung des elektrischen Widerstandes in verletztem bzw. schmerzendem Gewebe. Dadurch wird örtlich der Stoffwechsel verbessert, der Abtransport von Stoffwechselabfallstoffen beschleunigt, es werden entzündliche Prozesse verhindert und die Aktivierung von Schmerzsensoren verringert. Vor allem steigert der Strom die Energiegewinnung in der Zelle und die Regeneration der beeinträchtigten Zellfunktionen. Der Weltrekordler Carl Lewis hatte 1988 angeblich seine Teilnahme an den Olympischen

Mini-Strom wird auch zur Behandlung von Kopfschmerzen und Menstruationsbeschwerden eingesetzt. Der Olympionike Carl Lewis heilte damit in unvorstellbar kurzer Zeit einen Muskelfaserriss

Spielen trotz eines zuvor erlittenen Muskelfaserrisses einer Microcurrent-Behandlung zu verdanken. Die ersten Microcurrent-geräte, die Mitte der siebziger Jahre in den USA hergestellt wurden, hatten noch Kleiderschrankformat und waren entsprechend teuer. Heute sind praktische Minigeräte zum Preis um 100 Mark auf dem Markt. Microcurrent wird beispielsweise zur Behandlung von Migräne, Rückenschmerzen, Nackenschmerzen, Ischiasbeschwerden, Zahnschmerzen, Arthritis, Muskelzerrungen, Menstruationsbeschwerden, Narbenschmerzen und zur Wundheilung eingesetzt.

Mikrowellen-Resonanz-Therapie

Diese Methode, die sehr schwache elektromagnetische Felder im Mikrowellenbereich einsetzt, ist vor allem in Russland entwickelt und erprobt worden. Die eingesetzte Energie ist so schwach, dass sie weder thermische Effekte im Körpergewebe hervorruft (also keine Erwärmung) noch eine durch Wärme bedingte Veränderung im Stoffwechsel. Die Wirkung beruht vermutlich allein auf einer Veränderung des körpereigenen magnetischen Feldes. Eingesetzt wird diese Therapie zur Behandlung vieler Krankheiten, zum Beispiel von Arthritis, Geschwüren, hohem Blutdruck, chronischen Schmerzzuständen, neurologischen Störungen und von Nebenwirkungen bei Chemotherapien gegen Krebs.

Neuraltherapie

Diese Therapie wird in ihrer Wirkungsweise ähnlich wie die Akupunktur erklärt und zählt deshalb zu den Behandlungen, die auf elektrische Vorgänge im Körper Einfluss nehmen. Sie geht auf die Ärztebrüder Ferdinand und Walter Huneke zurück. Diese hatten »Spontanheilungen« beobachtet, nachdem sie geringe Mengen von Lokalanästhetika gespritzt hatten. Die schnelle Wirkung, die innerhalb von Sekunden eintrat, deutete darauf hin, dass nicht die Verteilung des Medikamentes im Organismus, sondern eine elektrische Fernwirkung über das vegetative Nervensystem ursächlich für die Besserung von Beschwerden sein musste. Es wird angenommen, dass Zellen, deren elektrisches Grundpotenzial auf null gesunken ist, durch das gespritzte Schmerzmittel wieder zu elektrischer Tätigkeit angeregt werden. Bereits seit den dreißiger Jahren ist die Neuraltherapie in der Naturheilkunde etabliert. Sie wird vor allem bei akuten und chronischen Schmerzzuständen, bei Entzündungen, Durchblutungsstörungen, Muskelverspannungen, Rheuma und Gelenkerkrankungen eingesetzt.

Phototherapie

Auch sie gehört hierher, denn es handelt sich auch bei der optischen Strahlung um Bereiche des elektromagnetischen Spektrums. Zur optischen Strahlung zählen neben dem sichtbaren Licht die infrarote und die ultraviolette Strahlung. Der Unterschied liegt jeweils nur in der Frequenz. Je langwelliger, desto geringer ist die Energie. Deshalb hat das langwelligere Infrarot eine geringere Energie als das sichtbare Licht; die höchste Energie besitzen die kurzwelligen ultravioletten (UV-) Strahlen. Gesundheitlich bedeutet das, dass Infrarot zu einer Erwärmung führt, während die UV-Strahlen biochemische Vorgänge auslösen. Über einige Wirkungen der Phototherapie (auch Helio- oder Sonnentherapie genannt) wurde bereits im Kapitel »Der Strom des Heils« im Abschnitt über die Klimatherapie berichtet.

Streng genommen zählt auch die Lasertherapie zu den Elektrotherapien. Und zwar nicht deshalb, weil der Laserstrahl durch Elektrizität erzeugt wird, sondern weil es sich dabei um sehr energiereiches, gebündeltes Licht, also ebenfalls um Strahlen des elektromagnetischen Spektrums handelt.

TENS – Transkutane elektrische Nervenstimulation

Die Schmerztherapie mit Hilfe von Reizströmen, wie sie bei der elektrischen Nervenstimulation durch die Haut (= TENS) angewendet wird, gibt es seit den späten sechziger Jahren. Entsprechend gründliche Erfahrungen liegen mit dieser Methode auch vor. Eine Spezialform dieser Reizstromtherapie wurde bereits bei der Elektrostimulation zur Behandlung der Harninkontinenz beschrieben.

Die Behandlung beruht auf der Tatsache, dass Stromimpulse Reize auslösen, die über Nervenfasern weitergeleitet werden, wobei der Typ der gereizten Nervenfaser eine Rolle spielt: Ein Reiz auf motorische Nervenfasern löst Muskelaktivitäten aus, während der Reiz auf sensible Nervenfasern die körpereigenen Mechanismen zur Schmerzhemmung anregt; der Reiz auf vegetative Nervenfasern wiederum beeinflusst die so genannte glatte Muskulatur, also die Muskulatur des Darms oder der Blutgefäße.

Mit Hilfe gezielter Dosierung und Frequenz ist es beispielsweise möglich, Muskeln zur Anspannung oder auch zum Erschlaffen anzuregen. Bei Verspannungen wird dadurch zusätzlich eine verbesserte Durchblutung bewirkt. Daneben tritt auch ein Botenstoffe aktivierender Effekt auf: Im Stromfeld werden Neurotransmitter freigesetzt, die beispielsweise die Weitstellung der Blutgefäße bewirken. Außerdem hat die Elektrotherapie eine Schmerzlinderung zur Folge, da durch den Stromimpuls – ähnlich wie bei der Akupunktur – Schmerzreize überlagert und sozusagen neutralisiert werden. Durch diesen Dreiklang der Wirkungen eignet sich die Elektrotherapie besonders gut, um bei chronischen Schmerzzuständen, etwa Rückenschmerzen, die Rehabilitation durch Krankengymnastik und Bewegungstherapie zu unterstützen.
Bei der TENS werden die Elektroden direkt über dem schmerzenden Bereich angebracht.

Zur Schmerzbehandlung setzt man relativ niedrige Stromstärken im Frequenzbereich 50 bis 150 Hz ein. In der Klinik oder ärztlichen Praxis muss meist erst herausgefunden werden, auf welche Impulse der Patient am besten anspricht. Später kann er sich oft selbst mit einem handlichen Gerät für zu Hause behandeln. Bei kompetenter Anwendung liegen die Behandlungserfolge bei 60 bis 65 Prozent.

> Reizströme können die Durchblutung aktivieren und den Darm anregen. Es kommt immer darauf an, welche Nerven gezielt stimuliert werden

Transkranielle Magnetstimulation

Dies ist ein Spezialbereich der Magnetfeldtherapie, die vor allem in der Psychiatrie neuerdings Beachtung gefunden hat, zum Beispiel zur Behandlung von Depressionen. Transkraniell bedeutet: durch den Schädel hindurch wirkend. Im Unterschied zu den vor allem in der Alternativmedizin gebräuchlichen Magnetfeldern verwenden Psychiater Magnetfelder, die um den Faktor 1000 stärker sind.

Magnetfelder helfen bei Depressionen – selbst in Fällen, in denen Medikamente versagen. Und auch noch viel schneller als Antidepressiva

Anders als beim Elektroschock, der auf das ganze Gehirn einwirkt, können mit dem Magnetfeld ganz bestimmte Regionen des Gehirns gezielt beeinflusst werden. Im Bereich des Magnetfeldes entstehen Ströme, die Nervenzellen aktivieren und zur Ausschüttung von Botenstoffen führen. Möglicherweise werden dabei auch jene Zellen beeinflusst, die Magnetrezeptoren besitzen. Die genaue Wirkungsweise ist noch unklar. Jedenfalls haben derartige Magnetfelder selbst bei Depressiven Besserung gebracht, die auf zwei verschiedene Antidepressiva überhaupt nicht angesprochen hatten. Während die Wirkung von Antidepressiva erst nach zwei Wochen einsetzt, ist bei der Magnetstimulation bereits nach drei

Tagen eine Wirkung zu beobachten. Die Therapie, die jetzt auch zur Behandlung von Phantomschmerzen eingesetzt wird, ist derzeit noch im Erprobungsstadium.

Zellenbad

Spezialform der galvanischen Therapie, bei der Körperteile, bevorzugt Hände oder Füße, einem stromdurchflossenen Bad ausgesetzt werden. Um den Strom besser zu leiten, können dem Wasser Elektrolyte zugesetzt werden. Allerdings soll die Konzentration nicht höher sein als 0,1 bis 0,2 Prozent. Sonst fließt der Strom infolge der verbesserten Leitfähigkeit nur um den Patienten herum. 10 bis 30 Prozent des Stroms sollen aber in den Körper des Patienten gelangen. Ein galvanisches Vollbad, bei dem der ganze Körper behandelt wird, wird auch Stangerbad genannt – nach einem Ulmer Gerbermeister, der diese Therapie mitentwickelt und sehr gefördert hat.

Krankheiten und wirksame Therapien

Akne: Klimatherapie (S. 132)

Angstzustände: Magnetfeldtherapie (S. 164), Luftionisation (S. 164)

Arteriosklerose: Klimatherapie (S. 132), Gleichstromtherapie (S. 161)

Arthritis, rheumatoide: Hochfrequenztherapie (S. 162), Iontophorese (S. 163), Mikrowellen-Resonanz-Th. (S. 166)

Arthrose: Gleichstromtherapie (S. 161), Hochfrequenztherapie (S. 162), Iontophorese (S. 163), Magnetfeldtherapie (S. 164)

Asthma bronchiale: Klimatherapie (S. 132), Magnetfeldtherapie (S. 164), Luftionisation (S. 164)

Atemwegserkrankungen: Klimatherapie (S. 132), Luftionisation (S. 164)

Bluthochdruck: Klimatherapie (S. 132), Magnetfeldtherapie (S. 164), Luftionisation (S. 164), Mikrowellen-Resonanz-Th. (S. 166)

Bronchitis: Klimatherapie (Meer) (S. 132), Hochfrequenztherapie (S. 162)

Chronische Schmerzzustände: Magnetfeldtherapie (S. 164), Luftionisation (S. 164), TENS (S. 167)

Depression, wahnhafte: Elektroschock (NET) (S. 160), Magnetfeldtherapie (S. 164), Luftionisation (S. 164),

Depressionen: Transkranielle Magnetstimulation (S. 169)

Diabetische Neuropathie: Magnetfeldtherapie (S. 164), TENS (S. 167)

Durchblutungsstörungen: Magnetfeldtherapie (S. 164)

Ekzeme: Klimatherapie (S. 132)

Endometriose: Hochfrequenztherapie (S. 162)

Fließschnupfen, allergischer: Klimatherapie (S. 132)

Furunkel: Hochfrequenztherapie (S. 162)

Gallenbeschwerden: Hochfrequenztherapie (S. 162)

Gelenkschmerzen: Hochfrequenztherapie (S. 162), Microcurrent-Therapie (S. 165)

Gesichtslähmung: Gleichstromtherapie (S. 161)

Hämatome (blaue Flecken): Iontophorese (S. 163)

Halswirbelsäulen-Schulter-Syndrom: TENS (S. 167)

Harninkontinenz: Elektrostimulation (S. 160)

Herz-Kreislauf-Erkrankungen: Klimatherapie (S. 132)

Herzrhythmusstörungen: Defibrillation (S. 156)

Hüftgelenksentzündung: Magnetfeldtherapie (S. 164)

Ischias: Hochfrequenztherapie (S. 162), Iontophorese (S. 163), Magnetfeldtherapie (S. 164), TENS (S. 167)

Karpaltunnelsyndrom: Magnetfeldtherapie (S. 164)

Knochenheilung: Gleichstromtherapie (S. 161), Magnetfeldtherapie (S. 164), TENS (S. 167)

Kopfschmerzen: Magnetfeldtherapie (S. 164), Luftionisation (S. 164), Microcurrent-Therapie (S. 165), TENS (S. 167)

Lähmungen, zerebral bedingt: Gleichstromtherapie (S. 161), Mikrowellen-Resonanz-Th. (S. 166)

Leistungsschwäche: Klimatherapie (S. 132), Luftionisation (S. 164)

Migräne: Luftionisation (S. 164), TENS (S. 167)

Morbus Bechterew: Hochfrequenztherapie (S. 162)

Mukoviszidose: Klimatherapie (S. 132)

Multiple Sklerose: Magnetfeldtherapie (S. 164)

Muskelschmerzen: Gleichstromtherapie (S. 161), Iontophorese (S. 163), Luftionisation (S. 164), Magnetfeldtherapie (S. 164), Microcurrent-Therapie (S. 165), TENS (S. 167)
Muskelverspannung: Gleichstromtherapie (S. 161), Iontophorese (S. 163)
Muskelzerrungen: Hochfrequenztherapie (S. 162)
Nebenhöhlenentzündungen: Hochfrequenztherapie (S. 162)
Nebenwirkungen bei Chemotherapie: Mikrowellen-Resonanz-Therapie (S. 166)
Nervenschmerzen (Neuralgien): Gleichstromtherapie (S. 161), Iontophorese (S. 163), TENS (S. 167)
Neurodermitis: Klimatherapie (S. 132), Magnetfeldtherapie (S. 164)
Neurologische Störungen: Mikrowellen-Resonanz-Therapie (S. 166)
Ödeme: Gleichstromtherapie (S. 161)
Ösophagitis: Mikrowellen-Resonanz-Th. (S. 166)
Operationswunden: Magnetfeldtherapie (S. 164), Luftionisation (S. 164), TENS (S. 167)
Osteoporose: Klimatherapie (S. 132), Heliotherapie (S. 135), Gleichstromtherapie (S. 161)
Phantomschmerzen: Iontophorese (S. 163), Magnetfeldtherapie (S. 164), TENS (S. 167), Transkranielle Magnetstimulation (S. 169), Luftionisation (S. 164)
Polyarthritis: Gleichstromtherapie (S. 161), Iontophorese (S. 163)
Prostataentzündung: Hochfrequenztherapie (S. 162), Magnetfeldtherapie (S. 164)
Prostatavergrößerung: Magnetfeldtherapie (S. 164)
Psoriasis: Heliotherapie (S. 135), Klimatherapie (S. 132)
Regelschmerzen: Magnetfeldtherapie (S. 164), Microcurrent-Therapie (S. 165)
Rheuma: Magnetfeldtherapie (S. 164), Luftionisation (S. 164)
Rückenschmerzen: Microcurrent-Therapie (S. 165), TENS (S. 167)
Schizophrenie: Elektroschock (NET) (S. 160)
Schlafstörungen: Magnetfeldtherapie (S. 164)
Schlaganfall: Magnetfeldtherapie (S. 164)
Schleimbeutelentzündung (Bursitis): Iontophorese (S. 163), TENS (S. 167)
Schmerzen, chronisch: Luftionisation (S. 164), Mikrowellen-Resonanz-Therapie (S. 166)
Schwindel: Magnetfeldtherapie (S. 164)
Schwitzen (an Händen oder Füßen): Gleichstromtherapie (S. 161), Iontophorese (S. 163)
Sehnenscheidenentzündungen: Iontophorese (S. 163), TENS (S. 167)
Sehnenüberlastung: Iontophorese (S. 163)
Sportverletzungen: Hochfrequenztherapie (S. 162), Iontophorese (S. 163), Magnetfeldtherapie (S. 164), Microcurrent-Therapie (S. 165)
Tumorschmerzen: TENS (S. 167)
Ulzera (Geschwüre): Mikrowellen-Resonanz-Therapie (S. 166)
Urtikaria: Klimatherapie (S. 132)
Vegetative Störungen: Gleichstromtherapie (S. 161)
Verbrennungen: Luftionisation (S. 164), TENS (S. 167)
Verstopfung: TENS (S. 167)
Weichteilrheuma: Iontophorese (S. 163)
Wundheilung: Gleichstromtherapie (S. 161), Magnetfeldtherapie (S. 164), Luftionisation (S. 164)
Zahnextraktionsbeschwerden: Hochfrequenztherapie (S. 162)
Zahnschmerzen: Magnetfeldtherapie (S. 164), Microcurrent-Therapie (S. 165)
Zosterneuralgie: TENS (S. 167)

Anhang

Glossar

Angina pectoris: Anfallweises Auftreten von Beklemmung und Engegefühl in der Brust, verbunden mit heftigen Schmerzen, Atemnot und Todesangst; Zeichen für Sauerstoffmangel des Herzens

Antidepressiva: Stimmungsaufhellende Mittel gegen Depressionen

Arteriosklerose: »Arterienverkalkung«; mit Verhärtung, Verdickung und Elastizitätsverlust einhergehende krankhafte Veränderung der Arterien

Betablocker: Arzneimittel, die die Wirkung der Hormone Adrenalin und Noradrenalin hemmen; werden u.a. nach einem Herzinfarkt, bei Herzrhythmusstörungen und Angina pectoris eingesetzt

Blutplättchen (Thrombozyten): Zellteilchen im zirkulierenden Blut; spielen u.a. eine große Rolle bei der Blutgerinnung

Chemotherapeutika: Medikamente zur Krebsbehandlung

Homo sapiens: Vorfahr des heutigen Menschen

Ionosphäre: Stark ionenhaltige Schicht der Erdatmosphäre; in einer Höhe zwischen 60 und 600 km

Kinesiologie: Vom amerikanischen Arzt George Goodheart entwickeltes Diagnose- und Behandlungssystem, das die Reaktion der Muskeln auf manuellen Druck testet und daraus Rückschlüsse auf den körperlichen Gesamtzustand zieht

Lichttherapie: Therapie zur Gemütsaufhellung, u.a. mit Bio-Licht-Geräten, die in einem 12-Stunden-Rhythmus den kompletten Sonnenkreis nachvollziehen; wird vor allem bei Winterdepression angewandt

Osteoporose: Fortschreitende Verringerung der Knochendichte, durch die die Knochen leichter brechen; tritt vor allem bei Frauen nach den Wechseljahren auf

Plazebowirkung: Wirkungsentfaltung von Scheinmedikamenten, die keine wirksamen Bestandteile enthalten

Psychopharmaka: Oberbegriff für Medikamente, die bei psychischen Krankheiten eingesetzt werden; hierzu zählen auch Antidepressiva

REM-Schlafphase: Etwa alle 90 Minuten pro Nacht auftretende Schlafphase, in der das Gehirn äußerst aktiv ist und sich die Augen unter den geschlossenen Lidern sehr schnell bewegen; REM, engl. Abkürzung für Rapid Eye Movement = schnelle Augenbewegung

saurer Regen: Säurehaltige Niederschläge, hauptsächlich durch im Regenwasser gelöstes Schwefeldioxid; eine der Ursachen des Waldsterbens

Smog: Mit Abgasen gemischte Dunstglocke, die sich vor allem bei Inversionswetterlagen über Industriestädten bildet

Stratosphäre: Schicht der Atmosphäre; in einer Höhe von etwa 12 bis 80 km

Thrombose: Durch ein Blutgerinnsel in den Blutgefäßen oder im Herzen verursachte Behinderung oder Blockierung des Blutstroms

Tumor: Gewebsveränderung mit Schwellung und Volumenzunahme; kann bösartig oder gutartig sein, wird im allgemeinen Sprachgebrauch aber meist für Krebs verwendet

Treibhauseffekt: Durch Verbrennungsvorgänge entstehende große Mengen an Kohlendioxid und anderen Gasen, die zu einer künstlichen Aufheizung des Erdklimas führen

vegetatives Nervensystem: Aus Sympathikus und Parasympathikus bestehender Teil des Nervensystems; ist für die automatische Steuerung der Körperfunktionen zuständig

Vitamin D: Für den Knochenaufbau und den Kalziumhaushalt unentbehrliches Vitamin; wird im Körper unter dem Einfluss von Sonnenlicht gebildet
Zirbeldrüse: Lichtempfindliche »biologische Uhr« im Gehirn, die u.a. die Funktion der Geschlechtsdrüsen steuert

Maßeinheiten

Ampere (A): Einheit der elektrischen Stromstärke
Hertz (Hz): Einheit der Frequenz eines periodischen Vorgangs

1 Kilohertz (kHz) = 1.000 Hertz
1 Megahertz (MHz) = 1.000 Kilohertz
1 Gigahertz (GHz) = 1.000 Megahertz

Volt (V): Einheit der elektrischen Spannung
1 Kubikmeter (m³): 1.000 Meter (m)

Literatur

Buchberger, Dietmar: *Wenn Luft und Wetter krank machen*. Dreisam Verlag Köln, 1994.

Faust, Volker (Hrsg.): *Wetter – Klima – menschliche Gesundheit*. Hippokrates Verlag Stuttgart, 1986.

Friebe, Margarete: *Das Alpha-Training*. Oesch Verlag Zürich, 1987.

Gillert/Rulffs/Boegelein: *Elektrotherapie*. Pflaum Verlag München, 1995.

H. P. Neitzke: *Risiko Elektrosmog? Auswirkungen elektromagnetischer Felder auf Gesundheit und Umwelt*. Birkhäuser Verlag Basel/Berlin, 1994.

Hanusch, Prof. Dr. Karl-Heinz: *Magnetfeldtherapie*. Dr. Werner Jopp Verlag Wiesbaden, 1988.

Koch, Lutz: *Sich wohl fühlen bei jedem Wetter*. Trias Verlag Stuttgart, 1998.

König, Herbert L.: *Wetterfühligkeit, Feldkräfte, Wünschelruteneffekt*. Verlag Moos & Partner München, 1987.

Lamb, H.H.: *Klima und Kulturgeschichte*. rowohlts enzyklopädie, 1989.

Manning, Jeane/Begich, Nick: *Angels don't play this HAARP – Advances in Tesla Technology*. Earth Pules Press Anchorage, 1995.

Mattig, Wolfgang: *Die Sonne*. Verlag C.H. Beck München, 1995.

Pierpaoli, Walter: *Melatonin*. Goldmann Verlag München, 1995.

Rose, Wulf-Dietrich: *Elektrosmog – ElektroStress*. Kiepenheuer & Witsch Köln, 1994.

Schuh, Angela: *Angewandte Medizinische Klimatologie*. Sonntag Verlag Stuttgart, 1995.

Trenkle, Hermann: *Wetterfühligkeit*. Falken-Verlag Niedernhausen, 1989.

Wiedersich, Berthold: *Das Wetter – Entstehung, Entwicklung, Vorhersage*. Ferdinand Enke Verlag Stuttgart, 1996.

Zehentbauer, Josef: *Körpereigene Drogen*. Verlag Artemis & Winkler Düsseldorf, 1993.

Danksagung

Für die Hilfe bei der Erarbeitung dieses Buches sage ich herzlichen Dank:

Dr. Eugen Allwein, Facharzt für Allgemeinmedizin, München

Prof. Dr. Hans-Dieter Betz, Arbeitsgruppe Experimentalphysik der Universität München

Priv. Doz. Dr. Peter Höppe, Institut für Arbeits- und Umweltmedizin, Universität München

Prof. Dr. Dr. Angela Schuh, Institut für medizinische Balneologie und Klimatologie der Universität München

in der Verlagsgruppe Bertelsmann GmbH / 5 4 3 2 1
Textredaktion: Sibylle Lehmann
Design und Layout: Paxmann/Teutsch Buchprojekte, München
Umschlaggestaltung: Heinz Kraxenberger, München
Umschlagfoto: Bildarchiv Kraxenberger
DTP-Satz: Paxmann/Teutsch Buchprojekte, München
Druck und Bindung: Clausen & Bosse, Leck
Printed in Germany
ISBN 3-576-11330-4